T' 28
Tc 18

T 3420.
S.t.

HYGIÈNE ET MALADIES

DES FEMMES.

Paris.—Imp. de E. BAUTRUCHE, 90 r. de la Harpe.

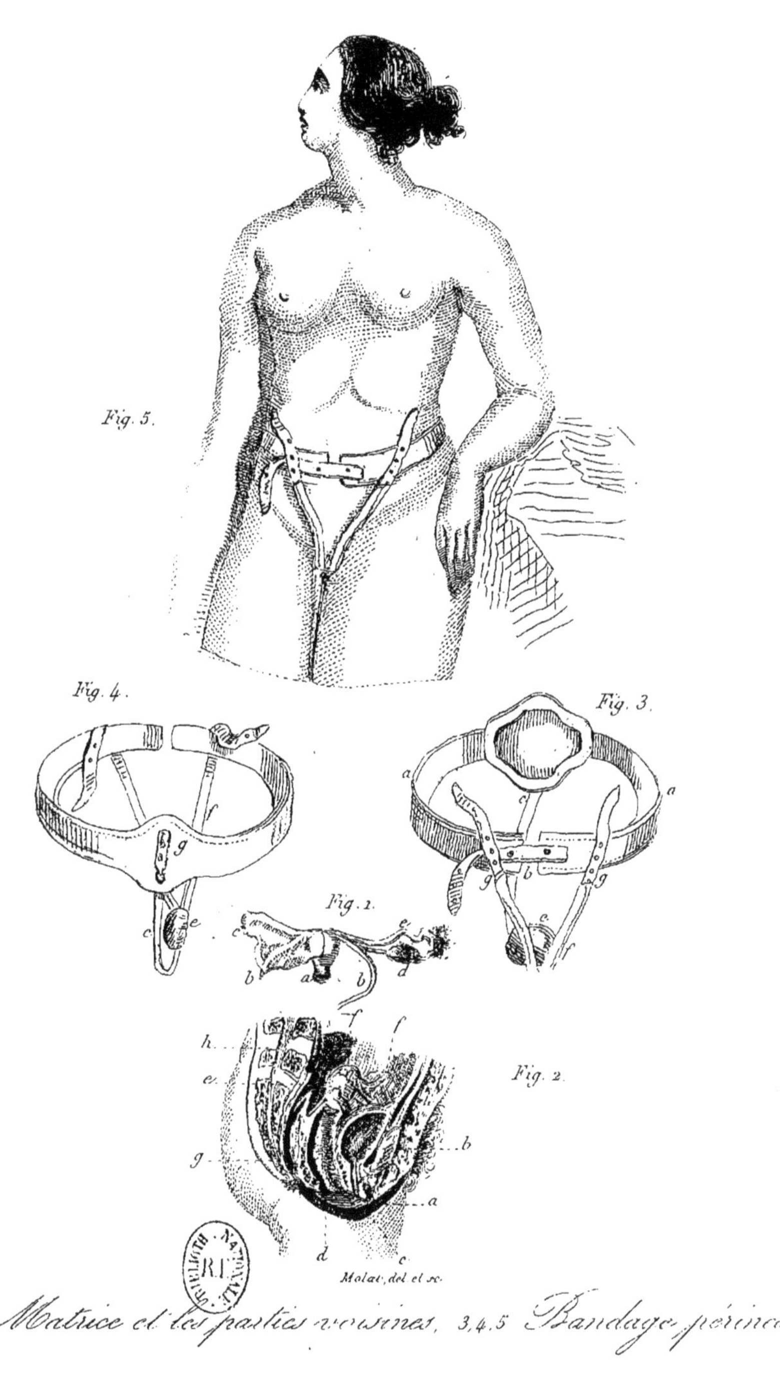

Molac, del et sc.

1, 2 Matrice et les parties voisines, 3, 4, 5 Bandage périnéal

HYGIÈNE ET MALADIES

DES

FEMMES,

PAR

H. CROSILHES,

DOCTEUR EN MÉDECINE DE LA FACULTÉ DE PARIS, PROFESSEUR D'ANATOMIE,
MEMBRE DE PLUSIEURS SOCIÉTÉS SAVANTES.

Orné d'une planche sur acier coloriée.

PRIX : 1 FRANC 50 CENTIMES.

PARIS.

MOQUET, LIBRAIRE,

RUE DE LA HARPE, 90.

1850

HYGIÈNE DES FEMMES.

L'étude de l'hygiène est bien certainement celle qu'on devrait poursuivre avec le plus d'ardeur ; les notions de cette partie de la science, généralement répandues, serviraient le plus utilement la cause de l'humanité ; car l'hygiène , c'est l'art de conserver la santé. Mais, nous le disons avec douleur, bien peu de personnes s'occupent à rechercher les moyens de prévenir les maladies, et les avertissements réitérés des hommes compétents restent stériles devant l'apathie profonde ou la négligence coupable de l'espèce humaine, secouant le joug des règles hygiéniques les plus simples et les plus vulgaires. Telle est notre condition. Tant que les rouages si compliqués de l'organisation continuent de marcher dans une harmonie parfaite, que les diverses fonctions remplissent chacune leur but dans l'ordre admirablement fixé par la nature, l'homme ne s'inquiète de rien ; comme si cette relation harmonique qui constitue la santé ne pouvait jamais être troublée. Et cependant, en raison même de cette complication d'organes importants, la plus simple infraction aux lois de l'hygiène suffit souvent pour occasionner des perturbations plus ou moins graves, de véritables maladies. Alors on ne dédaigne pas de jeter un coup d'œil sur le passé, de rechercher la cause de cet accident qu'il eût été souvent si facile de prévenir : tant il est vrai qu'on ignore le prix de la santé jusqu'au moment où on l'a perdue.

Nous en avons dit assez pour faire comprendre l'importance de l'hygiène : l'étude de cette branche de la médecine s'étend sur un champ si vaste que son développement embrasse la matière de plusieurs volumes. C'est dans les traités spéciaux qu'on devra puiser des connaissances sur cette partie si intéressante de la science. Quant à nous, borné par l'espace restreint de notre publication, nous sommes forcé, à notre

grand regret, d'éloigner toutes les questions d'hygiène générale pour nous occuper exclusivement de ce qui concerne la
femme d'une manière spéciale.

Nous ne chercherons point ici à analyser minutieusement l'organisation de l'homme et de la femme pour découvrir les causes
des différences remarquables qu'ils présentent, soit au physique,
soit au moral. Dieu, en terminant la création par son chef-d'œu-
vre qu'il voulut faire à son image, départit à l'homme la force,
le génie, à la femme la grâce, la sensibilité, et leur organisation, quoique identique, fut cependant modifiée de manière à
remplir parfaitement le but de son auteur. Les systèmes sanguin et musculaire prédominent chez l'homme, tandis' qu'ils
sont faibles chez la femme. Le tissu cellulaire placé sous sa
peau contient une assez grande quantité de graisse qui donne
à la surface de son corps ces contours gracieux, ces formes si
séduisantes. Mais le système nerveux est porté à son plus haut
degré de développement, et cette particularité explique suffisamment la sensibilité extrême du sexe féminin, sensibilité
surexcitée par l'influence continuelle et incontestable des organes génitaux. C'est cette grande vérité qui a fait dire à un
ancien auteur : «Mulier est quod est propter uterum», la femme
est ce qu'elle est à cause de la matrice. Nous verrons, en effet,
dans le courant de ce traité, que l'utérus ou la matrice est
la cause directe ou indirecte de la plupart des maladies qui
assiègent les femmes.

Il y a dans la vie de la femme deux grandes époques dont on a
tellement bien compris l'importance qu'on leur a donné le nom
d'*époques critiques*. La première est celle qui voit commencer la
menstruation, l'écoulement périodique de sang connu sous le
nom de *règles ;* la seconde est celle qui le voit disparaître pour
toujours. Avant l'âge de la puberté, rien, si ce n'est peut-être un
peu plus de sensibilité, rien ne distingue la femme de l'homme;
mais quand cet âge arrive, à une époque variable selon les
climats, selon les tempéraments, il s'opère un changement
des plus remarquables au physique et au moral. « A cette
époque, dit le docteur Dhuc, les jeux de l'enfance ne suffisent
plus aux jeunes filles. Elles éprouvent dans leur cœur un vide

inconnu que rien ne peut remplir. Inquiètes d'une foule de désirs vagues et confus, elles se plaisent dans le silence, évitent
les regards et cherchent la solitude. Leur imagination vive et
mobile ajoute à leur peine, en les empêchant de fixer leurs
idées sur un sujet quelconque. De là ces goûts bizarres, ces
sentiments de joie, de tristesse ou de colère auxquels elles s'a-
bandonnent souvent et pour le plus léger motif. La mémoire,
qui jusqu'alors avait prédominé sur toutes les autres facultés
intellectuelles, cesse maintenant d'avoir la même fidélité. Il
semble que le cerveau de la jeune fille concentre toute son
énergie vers celle de ses parties qui doit présider à l'accom-
plissement de l'importante fonction dont tout ce trouble n'est
que le signe précurseur ; et si sa mémoire conserve encore
de l'activité, c'est pour retracer quelques objets ou quelques
scènes qu'elle n'avait point encore appréciés, mais qu'elle pré-
sume devoir lui être de quelque utilité pour lui dévoiler le pénible mystère de sa position. Enfin, au milieu de cet embarras
et de cette incertitude, elle languit dans une mélancolie profonde, soupire sans trop savoir pourquoi, et se plaît à répan-
dre des pleurs dont elle ne peut se rendre un compte exact.
Bientôt cette pénible incertitude se dissipe. La jeune fille commence à entrevoir clairement l'objet de ses désirs. Ne s'abu-
sant même plus sur la nature des rapports qu'elle doit avoir
avec ce sexe que son imagination lui représente sous les formes les plus séduisantes, elle ne se dissimule plus qu'il faut
aimer, et elle s'aperçoit déjà qu'elle aime. » Lisfranc, cet
observateur si positif, ne craint pas de regarder ces opinions
comme de véritables écarts d'imagination, comme le résultat
de faits mal observés. «L'état qu'on remarque chez les jeunes
filles à l'époque de la puberté, dit-il, est essentiellement dû à
des malaises, à un trouble léger des fonctions : en voulez-vous
la preuve? Observez les cas dans lesquels les règles surviennent
sans symptômes précurseurs, sans la moindre incommodité,
et chez des personnes d'une bonne constitution ; on ne voit en
elles aucun changement dans les idées. » Nous nous joignons à
notre ancien maître pour repousser la poésie fantastique de pa-
reils tableaux. Est-il d'ailleurs un seul praticien qui ne re-

marque tous les symptômes décrits plus haut, quelques jours avant l'apparition périodique des règles, chez les femmes d'un tempérament nerveux dont les menstrues coulent avec difficulté? Et certes nous pouvons assurer que, pour la plupart d'entre elles, l'amour n'est pas la cause de cet état anormal.

L'établissement de la première menstruation a lieu, comme nous l'avons dit, à des âges variables selon les climats, selon les tempéraments. Dans les pays chauds, les filles sont réglées de huit à dix ans ; dans les régions tempérées, comme la nôtre par exemple, la première éruption a lieu ordinairement dans l'espace compris entre douze et quinze ans ; dans les contrées du nord il y a un retard notable. Les femmes nerveuses, irritables sont réglées plus tôt que celles dont le tempérament est lymphatique, mou. Il est remarquable que les jeunes personnes du monde, lancées de bonne heure dans les bals, les spectacles, dans tous les plaisirs des villes, surexcitées par la lecture des romans passionnés sont plus tôt réglées que les jeunes filles des campagnes.

Il est rare que l'établissement de ce flux périodique ait lieu sans être annoncé par des symptômes précurseurs : lassitude dans les membres, pesanteur dans les reins et les cuisses, douleurs de tête, vertiges, disposition invincible au sommeil. Les seins se gonflent; ils sont souvent durs et tendus. Les affections morales viennent aggraver encore cet état tout particulier : la jeune fille est triste, abattue; son caractère est remarquable par une versatilité extrême, et l'impatience, la colère dirigent la plupart de ses actes. Enfin un écoulement jaunâtre baigne les parties génitales, et bientôt la menstruation s'établit pour revenir régulièrement tous les mois. Le tableau que nous venons de tracer est celui qu'on observe dans l'état normal; mais très souvent l'écoulement périodique n'acquiert sa régularité qu'au bout d'un certain temps, et dans beaucoup de cas il s'opère avec une difficulté extrême. C'est alors un véritable état morbide dont la description trouvera place dans notre traité, et nous ne ferons que le mentionner ici. Supposons donc les règles établies selon les lois de la nature : quels sont les soins hygiéniques que nous prescrirons à la femme ?

Pendant la durée de l'époque menstruelle, nous lui conseillerons d'éviter avec la même attention et la chaleur et le froid, parce qu'il peut survenir, dans le premier cas, une surexcitation ayant pour résultat une véritable perte ; dans le second la suppression plus ou moins complète de l'écoulement. Nous avons vu plusieurs fois arriver cet accident chez des dames qui, en été, avaient pris des boissons glacées pour se rafraîchir; chez d'autres qui avaient imprudemment trempé leurs mains dans l'eau froide. Toutes les causes d'excitation, qu'elles agissent sur le physique ou sur le moral, doivent être proscrites ; indépendamment des raisons de convenance, nous croyons que les relations sexuelles doivent être suspendues chez la plupart des femmes pendant la durée des règles. Nous disons pour la plupart, car il en est un petit nombre dont la matrice a besoin d'un certain degré d'excitation pour remplir convenablement ses fonctions, et celles-là peuvent trouver quelque avantage dans un rapprochement sexuel. L'alimentation sera prise en sérieuse considération : les mets salés et fortement épicés, toutes les substances indigestes et excitantes, les boissons alcooliques, le thé, le café, seront repoussés ; on donnera la préférence aux viandes légères, aux légumes frais, au vin étendu d'eau ou à la bière. Les vêtements doivent être amples, afin que la circulation ne soit point gênée. Une question très importante se présente ici naturellement : les femmes doivent-elles se *garnir* pendant l'écoulement des règles? Assurément oui ; la propreté et les convenances leur imposent cette loi lorsque le flux menstruel coule en grande abondance. Il n'est pas rare de rencontrer des personnes qui, négligeant cette précaution, sortent de chez elles laissant tomber à chaque pas une goutte de sang, de sorte qu'on pourrait fort bien les suivre à la trace. Celles-là évidemment ne peuvent guère se dispenser d'une ceinture disposée de manière à les préserver d'un pareil désagrément; mais, nous devons le dire, il est beaucoup de femmes qui ne peuvent point supporter ces sortes de bandages, leurs règles s'arrêtant presque instantanément sous cette influence. La prudence commande alors de s'abstenir. Lorsque la femme croit devoir se garnir, elle emploie le plus ordinairement un linge convenablement disposé auquel on a donné le nom de *chauffoir.* Il faut que ce linge ne soit pas trop fortement appliqué, car il pourrait fort bien arrêter l'écoulement et froisser les parties génitales pendant la marche. Il importe aussi de le changer souvent ; la chaleur du corps dessèche promptement les parties humectées par le sang, et nous n'avons pas besoin d'insister sur les inconvénients qui résulteraient du maintien de ce corps dur sur les organes génitaux. La propreté, d'ailleurs, commande impérieusement ces précautions, car, par suite de diverses circonstances dont nous n'avons pas à nous occuper ici, le sang des règles, chez un grand nombre de femmes, répand une odeur forte et désagréable. Indépendamment du changement de linge, nous conseillons aux femmes de laver au moins une fois par jour leurs parties génitales avec de l'eau tiède.

Pendant l'intervalle des règles, les femmes jalouses de leur santé doivent se soumettre à une hygiène bien entendue. Plus faibles, plus impressionnables que l'homme, elles éviteront les excès en toutes choses ; leur alimentation sera composée de substances faciles à digérer ; point de boissons alcooliques, à l'exception du vin étendu d'eau pendant les repas. L'exercice leur est favorable quand elles le dirigent selon leurs forces. La vie sédentaire à laquelle se condamnent la plupart d'entre elles est la source de plusieurs maladies. Que l'on compare la santé en général si florissante des femmes de la campagne, toujours actives et en plein air, à celle des femmes qui passent leur vie au sein des villes, et principalement des grandes cités ! Expliquons-nous cependant sur le genre d'exercice que nous recommandons, car on pourrait nous répondre que les ouvrières travaillent pendant toute la journée, ce qui est sans doute un exercice suffisant ; que les dames d'une position plus élevée mènent une vie agitée sans cesse par le plaisir des fêtes, des bals. Certes, s'il est quelque chose au monde de plus nuisible à la santé que le travail dans des lieux mal aérés où sont entassées le plus souvent de malheureuses ouvrières pendant

un si long temps, c'est sans contredit le plaisir que vont chercher dans des fêtes nocturnes, dans des bals énervants les favo-
rites de la fortune. Nos lectrices seraient grandement effrayées
s'il nous était possible de faire passer sous leurs yeux la statis-
tique des innombrables victimes de ces plaisirs destruc-
teurs. Trop d'exemples funestes viennent à l'appui de notre assertion : tout le monde le sait, tout le monde connaît
le danger, et cependant, tant est grande la puissance de l'habitude, de l'entraînement, tous ces exemples sont méconnus
ou bien vite oubliés, les conseils hygiéniques sont repoussés,
la mort moissonne à pleine faux dans cette foule de jeunes
existences qui sacrifient à un plaisir factice toutes les joies du
présent, toutes les espérances de l'avenir. Ce n'est donc pas là
l'exercice que nous devons prescrire, bien au contraire, car
nous le défendrions presque toujours. L'équitation, les jeux
de billard, de volant, les promenades, surtout à pied, doivent
être préférés par les femmes qui, répétons-le, ne font pas assez
d'exercice. Pendant la saison d'été, la natation est un plaisir qu'on ne saurait trop leur recommander ; nous avons vu
établir, avec la plus grande satisfaction, à Paris, sur la Seine,
des écoles de natation exclusivement destinées aux dames, et
nous serions heureux si la province suivait l'exemple donné
par la capitale. Nous ferons cependant une observation à ce
sujet : pris avec discernement, les bains sont très salutaires ;
mais, comme la plupart des femmes se baignent chez elles ou
dans des établissements spéciaux, elles doivent savoir que les
bains ou très froids ou très chauds leur sont également nuisibles. Les bains ordinaires ou tempérés peuvent être portés
jusqu'à 25 ou 30 degrés centigrades. Les bains frais ou de
rivière, pendant la saison favorable, sont ceux qu'on doit préférer. Les bains de mer sont fort utiles aux femmes d'une faible constitution. Nous ne croyons pas avoir besoin de dire
qu'on doit éviter de se baigner pendant l'époque des règles et
même quelques jours avant. Les bains locaux, les lotions et les
injections occupent un des premiers rangs dans les soins hygiéniques recommandés aux femmes : la plupart d'entre elles,
en effet, surtout dans les grandes villes, sont affectées d'une

sorte d'écoulement plus ou moins abondant et de couleur variable, quoiqu'il porte le nom de *flueurs blanches*. La matière de cet écoulement est quelquefois assez âcre pour devenir contagieuse : dans les rapprochements sexuels, elle est, pour l'homme, la source de ces blennorrhagies qu'on a l'habitude de déguiser sous le nom d'*échauffements*. Nous avons reçu la confidence de bien des soupçons mal fondés, de bien des querelles de ménage qui, la plupart du temps, étaient souverainement injustes, car, vérification faite, nous étions en droit d'attribuer la prétendue contagion dont se plaignait le mari à l'action des flueurs blanches et à la négligence de la femme dans les soins de propreté. Nous nous étendons plus longuement sur ce sujet dans notre traité spécial des maladies syphilitiques ; qu'il nous suffise ici de recommander aux femmes, surtout à celles qui ont des écoulements blancs, de laver leurs parties génitales au moins une fois par jour au dehors, et au dedans par des injections, soit avec de l'eau fraîche, soit avec de l'eau additionnée d'une solution d'extrait de Saturne ou eau blanche. Ce dernier liquide est astringent et il doit être préféré, car il a l'avantage de raffermir les chairs rendues flasques et molles par un écoulement continuel. On voit donc que ces soins hygiéniques, impérieusement exigés par la propreté, deviennent une affaire de délicatesse et de convenance pour les femmes mariées. Nous n'irons pas plus loin sur ce sujet ; mais il nous est impossible de ne pas dire un mot sur les vêtements et sur leur influence relativement à la santé. Certes c'est là une question des plus importantes, et les médecins de tous les temps se sont appliqués à donner une grande publicité aux conseils hygiéniques qui leur étaient suggérés par la science et par la raison. Malheureusement ils avaient contre eux deux puissants adversaires, la mode et la coquetterie ; aussi leur voix, comme celle du prophète, s'est presque toujours perdue dans le désert. Nous n'avons pas la prétention d'être plus écouté que nos prédécesseurs ; mais, comme eux, nous remplirons notre devoir en nous élevant avec force contre certaines coupes de vêtements qui exposent les femmes aux impressions variables de l'atmosphère ou contre les corsets qui écrasent leur corps sous prétexte de leur donner de la grâce « C'est principalement à l'époque de la puberté, dit le docteur Dhuc, que les vêtements des jeunes filles réclament l'attention. La partie de leur habillement contre laquelle on s'est élevé avec le plus de force et de justice, est le corset. Ce moyen de torture, auquel la coquetterie soumet les femmes, pour donner à la taille plus de finesse, ou pour masquer quelques défectuosités qu'il ne fait souvent qu'accroître, exerce une compression qui ne peut pas être sans danger pour la poitrine, à un âge surtout où cette cavité prend du développement et pour les seins qui, par le fait seul de leur accroissement subit, acquièrent un gonflement douloureux. D'ailleurs, ne doit-on pas craindre qu'une compression exercée vers le cœur ne nuise à l'action de cet organe, et ne devienne la cause de ces palpitations qu'éprouvent fréquemment quelques jeunes filles à cet âge, et qui ne sont quelquefois qu'un prélude d'affections anévrysmatiques? Qu'on dépouille donc ces corsets, si on en veut absolument, de ces pièces d'acier et de baleine qui leur donnent l'aspect d'un étui, et qu'ils ne soient formés que d'un tissu ferme, mais élastique, qui puisse soutenir convenablement le corps et se prêter à tous ses mouvements, sans nuire au développement de la cavité pectorale et à l'accroissement des organes de l'allaitement. » Nous aurons souvent occasion de démontrer que le corset est sans contredit la cause d'une foule de maladies de poitrine, et on le comprend sans peine. Nous connaissons un de nos confrères qui n'a jamais voulu permettre à ses trois filles de porter le corset; ce sont aujourd'hui trois belles demoiselles dont l'aînée a dix-huit ans, et si on peut leur reprocher d'avoir un peu moins de grâce, elles se consoleront facilement de cette perte plus que compensée par ce qu'elles ont acquis en fraîcheur et en santé.

Nous ne nous sommes occupé que des soins hygiéniques qu'on peut conseiller pendant l'époque des règles ou dans l'intervalle qui sépare une époque de la suivante ; mais la création de la femme a eu pour but spécial la reproduction de l'espèce humaine, et les conseils de l'hygiène lui sont surtout utiles dans la nouvelle condition qui lui est imposée par la nature. Les recherches statistiques l'ont suffisamment démontré, les personnes mariées vivent en général plus longtemps que les célibataires, et les avantages de toute sorte qu'on trouve dans la vie en société expliquent surabondamment cette différence. La nature et la raison proscrivent donc le célibat. Mais une question se présente ici : à quel âge doit-on songer à marier les jeunes personnes? La nature elle-même a pris soin d'indiquer l'époque de leur développement complet : lorsque la menstruation s'est établie, lorsque la jeune fille, comme on le dit quelquefois dans le monde, est devenue *femme*, toutes les conditions pour la propagation de l'espèce sont complètes. Mais, en saine hygiène, doit-on conseiller le mariage immédiatement après l'établissement de la menstruation ? Nous ne le pensons pas ; nous croyons au contraire qu'il vaut beaucoup mieux dans tous les cas attendre un ou deux ans. Nous avons vu, en effet, que certaines femmes, dans les villes surtout, étaient réglées de très bonne heure ; on a observé de tout temps que, mariées trop jeunes, elles étaient, en général, pendant toute leur vie faibles, languissantes et qu'elles donnaient le jour à des êtres chétifs comme elles. Ces observations méritent d'être prises en sérieuse considération.

Il résulte de ce qui a été dit ci-dessus que le mariage est une des conditions imposées par la nature ; mais s'ensuit-il que toutes les femmes soient parfaitement aptes à remplir les fonctions qui en dépendent? Certainement non, et il en est beaucoup à qui nous nous garderions de conseiller l'union conjugale. Qui n'a pas gémi, en effet, en voyant de malheureuses femmes dévorées par la phthisie pulmonaire contracter un mariage qui devait hâter leur fin prochaine ; tristes victimes, disparaissant de la scène du monde après avoir donné le jour, pourvu que la maladie leur en laisse le temps, à des enfants voués par avance à la même vie, à la même destinée? Nous l'avons dit ailleurs et nous le répétons ici, car les grandes vérités ne sont jamais assez répandues, de pareilles unions sont un crime contre la société, elles ne servent qu'à transmettre par hérédité un terrible fléau contre lequel tous les secours de l'art

ont été jusqu'ici impuissants (1). Nous voudrions aussi qu'on dé-
fendît le mariage aux individus qui sont affectés d'une maladie transmissible héréditairement Enfin certains vices de
conformation doivent faire renoncer au mariage , lorsque
la femme tient à sa santé et à celle des enfants qui pourraient
lui survenir. Les parents prudents, pour peu qu'ils soupçon-
nent chez leur fille un vice de conformation dans les parties
osseuses des hanches et du ventre qu'on appelle le *bassin*, ne
manquent jamais de la faire visiter par un médecin avant de
consentir à la donner en mariage. Nous comprenons fort bien
tout ce que cet examen peut avoir d'alarmant pour la pudeur ;
mais ne vaut-il pas mieux sacrifier pour un instant ce sentiment si respectable que de s'exposer à subir plus tard les plus
graves opérations de la chirurgie , opérations qui coûtent
souvent la vie de la femme ou celle de l'enfant, quelquefois
même l'une et l'autre. Nous partageons entièrement l'opinion
du docteur Dhuc, s'exprimant ainsi dans l'ouvrage déjà cité :
«Nous voudrions qu'il existât une loi portant la disposition
suivante : une fille ne pourra se marier lorsqu'un vice de conformation, dûment attesté par des gens de l'art, aura constaté
l'impossibilité physique de la conception et de l'accouchement
sans un péril imminent pour la mère et pour l'enfant. Une sem-
blable loi paraîtra d'abord une atteinte au premier droit des ci-
toyens, celui de la propriété de leurs personnes; mais on pen-
sera différemment , si l'on réfléchit que nous ne devons pas regarder l'union des deux sexes uniquement comme un acte qui
a pour but le plaisir qu'ils se procurent réciproquement, et
comme la reproduction telle quelle de l'espèce ; et l'on recon-
naîtra que cette union a en outre avec la société des rapports
plus importants devant lesquels toute considération particulière
doit céder. » Nous en aurions encore pour longtemps à suivre
ce sujet ; mais l'espace restreint dont nous pouvons disposer

(1) *Hygiène et maladies de la poitrine et de la voix*, 1 vol. in-8°,
orné de deux planches gravées sur acier et coloriées avec soin.
Prix 1 fr. 25 cent. Chez Moquet, libraire-éditeur , rue de la
Harpe, 90.

nous force à l'abandonner pour dire quelques mots sur l'hygiène des femmes enceintes.

Pendant tout le temps de la grossesse, la femme doit veiller avec une sollicitude extrême sur sa santé, car des affections qui en d'autres temps seraient sans gravité peuvent être suivies d'accidents très sérieux. Nous avons vu des avortements déterminés par des rhumes violents, par des quintes de toux ; on devra donc éviter toutes les causes de refroidissement. Les promenades au grand air sont fort avantageuses ; mais on ne sortira ni le matin de trop bonne heure, ni le soir trop tard. Nous recommandons les promenades à pied peu prolongées et non dans des voitures, dont la plupart sont mal suspendues. A la femme enceinte nous défendrons les bals, les spectacles, en un mot toutes les réunions où l'esprit peut être fortement impressionné; sa sensibilité naturelle est trop surexcitée pour qu'on puisse sans danger l'exposer à ces agitations. Elle devra se priver, pour la même raison, de toutes les lectures qui parlent aux sens et enflamment les passions. Devons-nous après cela mentionner les rapprochements sexuels ? Nous en avons dit assez pour régler la conduite à tenir en pareil cas. Il nous suffira de rappeler aux femmes prudentes ces vers d'un poète-docteur :

> Pour conserver le fruit de vos premiers plaisirs,
> Réprimez désormais vos amoureux désirs.
> Au feu qui vit en vous un nouveau feu peut nuire,
> Et ce qu'amour a fait, amour peut le détruire.

Les vêtements des femmes enceintes doivent être amples sur tous les points ; chez elles surtout le corset doit être proscrit, car indépendamment de la gêne et même des souffrances qu'il détermine, il est souvent la cause de la mauvaise conformation de l'enfant. L'alimentation sera saine et composée de substances faciles à digérer : une foule de personnes pensent que la femme enceinte doit manger pour deux, et dans cette conviction elles la pressent d'augmenter sa nourriture ; mais c'est une erreur qui peut lui être fort préjudiciable. La femme doit se nourrir selon ses besoins et non au-delà ; dans son état, les indigestions sont extrêmement graves. Les goûts bizarres que témoignent certaines femmes grosses doivent être comprimés lorsque les substances désirées sont de nature à porter atteinte à la santé; mais on doit chercher à les contenter dans le cas contraire, uniquement pour la satisfaction de la personne et non pour éviter des signes et des marques que pourrait porter plus tard l'enfant. Ce sont des contes dignes d'un autre âge, qui ne méritent pas d'attirer l'attention des personnes sensées. Les boissons trop excitantes, le café, le thé, etc., sont dangereux. Les bains, utiles aux femmes nerveuses, seraient nuisibles à celles qui sont chargées d'embonpoint ou qui ont une faible constitution, et on ne peut les conseiller généralement que comme moyens de propreté. Les femmes enceintes doivent éviter avec soin la constipation, en prenant, pour peu que le besoin s'en fasse sentir, de légers laxatifs ou des lavements émollients d'eau de son ou de guimauve. Ceux-ci sont préférables aux lavements purgatifs, nuisibles quelquefois par les contractions qu'ils déterminent dans les intestins. Enfin il est des femmes qui, dès les premiers mois de la grossesse, ont un besoin absolu de la saignée, et dans ce cas il y a des symptômes sur lesquels on ne peut pas se méprendre. Quand ces symptômes n'existent pas, on doit s'abstenir de cette opération.

Comme nous n'avons pas la prétention de donner ici une hygiène complète de la femme dans toutes les circonstances de sa vie, nous ne dirons rien des soins hygiéniques que réclament l'accouchement et l'allaitement de l'enfant, parce que ces deux actes, en raison de leur importance, exigeraient des développements en dehors de notre sujet. Nous avons donc hâte d'arriver à cette époque de la vie qu'on appelle l'*âge critique*.

Dans nos contrées, c'est ordinairement vers quarante ou quarante-cinq ans que cesse l'écoulement menstruel dont nous avons parlé, non d'une manière brusque, mais après des irrégularités plus ou moins grandes. Tantôt les règles reviennent deux ou trois fois par mois; tantôt, au contraire, tous les deux ou trois mois seulement; dans certains cas, elles se composent de quelques gouttes de sang, dans d'autres, elles sont si abondantes qu'elles constituent de véritables pertes.

On comprendra sans peine qu'un pareil bouleversement, que ce dernier et violent effort tenté par la nature vaincue aient souvent une influence des plus fâcheuses sur la santé ; aussi n'est-ce pas sans raison qu'on a appelé l'époque à laquelle il arrive *âge critique*. Nous avons dit que c'était ordinairement vers quarante ou quarante-cinq ans ; mais cela varie : il est des femmes qui cessent d'être réglées à trente-cinq ans, d'autres qui le sont encore à cinquante, soixante, et même quatre-vingts ans. Le célèbre physiologiste Haller cite une femme de cent cinq ans, qui était encore réglée.

Si l'art ne peut pas empêcher cet arrêt dans l'écoulement des règles, il peut du moins prévenir le plus souvent la plupart des maladies qui en sont la suite, comme les affections graves de la matrice, du sein et des organes digestifs. Les femmes, à l'âge critique ou de retour, doivent s'attacher, plus qu'à toute autre époque de leur vie, à suivre scrupuleusement les règles de l'hygiène bien entendue ; car si elles ont le bonheur de franchir ce pas dangereux sans perdre la santé, elles peuvent être assurées qu'à chances égales leur vie se prolongera plus longtemps que celle de l'homme. Le calme de l'esprit et du cœur, les distractions de toutes sortes, l'exercice doivent leur être par dessus tout recommandés. Il s'agit de prévenir les congestions de la matrice, organe depuis longtemps habitué à recevoir une grande quantité de sang qu'il laissait écouler au dehors, tandis qu'aujourd'hui, les conditions étant changées, le sang peut sortir forcément, et constituer une perte violente, ou rester dans la matrice, pour donner lieu à diverses maladies plus ou moins graves. Voyons donc plus spécialement la règle de conduite que devra suivre la femme.

Nous avons dit que l'exercice devait lui être recommandé ; mais entendons-nous bien : nous voulons parler d'un exercice doux et modéré, des promenades du matin ou du soir, à pied ou dans une voiture suspendue. Les exercices fatigants, tels que la danse, l'équitation, seraient, au contraire, extrêmement nuisibles. Les femmes qui peuvent habiter la campagne devront préférer ce séjour à celui des villes, au moins pendant le printemps et l'été. Il leur sera recommandé de ne point s'exposer aux intempéries des saisons , d'avoir des vêtements assez amples, et qui recouvrent parfaitement toutes les parties de leur corps ; mais nous blâmerions celles qui, par excès de précaution, se surchargeraient de vêtements pendant les temps froids, et qui surtout abuseraient des chaufferettes. Si la vie sédentaire ne peut que leur être défavorable, elle est tout à fait contraire à celles qui sont presque toujours assises ou couchées dans des fauteuils, des divans ou des lits chauds et moelleux ; car rien ne prédispose plus aux pertes. Les bains, et surtout les bains de siége, doivent être employés avec la plus grande circonspection.

La femme parvenue à l'âge critique doit fuir toutes les réunions, bals, spectacles, concerts, où les sens sont quelquefois si fortement excités. Les distractions lui sont très nécessaires ; mais elle doit les chercher ailleurs, dans les relations de famille, dans les affections de quelques amis dévoués et déjà avancés en âge. Le régime de vie est une des choses les plus importantes : les viandes fortes et excitantes, le gibier, tous les mets fortement salés ou épicés, la charcuterie, doivent être prohibés ; on choisira les viandes blanches et de facile digestion : le poisson d'eau douce, les végétaux, les légumes verts, les fruits bien mûrs. Les vins forts et stimulants, les liqueurs, le thé, le café, doivent être défendus ; les boissons les plus favorables sont le vin ordinaire coupé avec beaucoup d'eau.

Telles sont les notions générales qu'on peut donner aux femmes sur leur règle de conduite pour traverser l'âge critique ; mais on comprendra bien qu'il est des notions spéciales et individuelles, indiquées par le tempérament, par les dispositions, par les circonstances, et sur lesquelles on ne peut pas s'expliquer à l'avance. C'est au médecin qu'on devra toujours s'adresser pour l'hygiène particulière ; et quelle est la femme qui voudrait y manquer, quand il s'agit pour elle de trouver au bout de ce passage critique ou une vie plus ou moins courte, plus ou moins douloureuse, ou une vie presque assurément longue, et exempte de souffrances. Du reste, nous le répétons avec plaisir, il est des femmes qui traversent cette époque sans s'en apercevoir. « Les femmes qui ont le plus à craindre de l'âge critique, dit le docteur Foy, sont celles qui ont vécu dans la mollesse, dans les plaisirs, le libertinage ou les excès de tous genres, celles qui ont eu le système nerveux constamment tendu et excité ; celles qui se sont condamnées à un célibat réprouvé par la nature, celles qui, enfin, n'ont jamais été mères ou qui ont été mal réglées.»

Lorsque la femme a franchi l'âge critique, l'hygiène n'a rien de particulier à lui conseiller. Qu'on nous permette seulement d'ajouter un mot. A cet âge où les grâces et les fraîches couleurs de la jeunesse disparaissent insensiblement pour ne plus revenir, les femmes emploient tous les moyens possibles pour réparer cette perte. Disons-le cependant, à la gloire de notre époque, un petit nombre d'entre elles, suivant les traditions du vieil âge, s'obstinent à faire encore usage de ces préparations funestes inventées pour satisfaire la coquetterie de nos ancêtres :

> . . . . Cet éclat emprunté
> Dont on a soin de peindre et d'orner son visage,
> Pour réparer des ans l'irréparable outrage.

Eh bien, s'il est vrai, d'après l'élégante expression du poète, que l'outrage des ans soit irréparable, nous pouvons ajouter sans crainte que les divers cosmétiques à l'aide desquels on cherche à le masquer ne font qu'augmenter profondément ses ravages. Qu'on examine de près les personnes forcées par leur profession de recourir à des couleurs factices, les acteurs, par exemple, et on verra que la peau de leur visage est toujours plus ou moins flétrie et altérée. Disons-le donc hautement, il n'y a pour les femmes aucun avantage à se farder ainsi ; car les yeux les moins clairvoyants ne s'y laissent pas tromper, et il y a, au contraire, de très-grands inconvénients. Le seul cosmétique dont nous puissions recommander l'usage est connu sous le nom de *cold cream*. Il adoucit la peau, et peut ainsi diminuer les rides. Les bains entiers, les lotions fréquentes avec de l'eau froide ou légèrement tiédie, la pâte d'amande compléteront tous les soins hygiéniques nécessaires.

MALADIES DES FEMMES.

L'importance des grandes fonctions pour lesquelles la femme a été créée, la complication des organes destinés à les remplir, la prédominance du système nerveux, l'exposent à des maladies nombreuses et particulières à son sexe. Nous allons énumérer celles que les gens du monde pourraient, à la rigueur, traiter sans le secours du médecin ; mais nous les engageons à recourir dans tous les cas à ses conseils, car les maladies des femmes sont sans contredit la partie la plus difficile de la médecine. Nous commencerons par les maladies locales, pour arriver ensuite aux maladies générales.

MALADIES DU SEIN.

Les mamelles, organes sécréteurs du lait, à l'état rudimentaire chez l'homme, sont au contraire en général développées chez la femme. Elles se composent de la glande mammaire, plongée au milieu d'une quantité plus ou moins grande de tissu graisseux, des conduits appelés *galactophores*, qui portent le lait de la glande au dehors et viennent s'ouvrir dans une grosse papille placée au milieu de la mamelle ; c'est le *mamelon*. Celui-ci est entouré d'un cercle de couleur rosée chez la jeune fille, brunâtre chez la femme qui a eu des enfants ; c'est l'*aréole*.

Le mamelon est sujet à des vices de conformation qui rendent difficile l'exercice des fonctions auxquelles il est destiné. Le plus fréquent c'est l'aplatissement. Lorsque les femmes qui doivent nourrir s'apercevront, vers la fin de la grossesse, que le mamelon reste dur, enfoncé dans la mamelle, qu'il ne fournit point le liquide onctueux dont il est toujours baigné à cette époque, elles devront chercher à le ramollir par des applications émollientes, du beurre frais, du cérat, de l'huile d'amandes douces, etc.; puis à l'exciter par de fréquents attouchements. Quand ces moyens sont insuffisants, on est obligé d'avoir recours à la succion, soit naturelle, soit artificielle.

2

Dans le premier cas il importe seulement que la personne ou l'enfant qui l'exécutent soient parfaitement sains ; dans le second on doit donner la préférence au moyen le moins douloureux. On a imaginé et répandu dans le commerce des appareils qui remplissent assez bien ce but ; mais comme ils sont encore peu connus, nous rappellerons qu'on forme très bien le mamelon en se servant d'une pipe en guise de ventouse, ou, mieux encore, d'une fiole à médecine préalablement chauffée. Lorsqu'on est parvenu à ce but, on doit éviter que les vêtements, en pressant sur le mamelon, le fassent rentrer ; pour cela, on le recouvre d'un petit appareil en gomme élastique appelé *bout de sein*, qui le protége et le maintient. Nous devons dire que quelquefois, dans les premiers jours qui suivent l'accouchement, le mamelon ne paraît court qu'en raison du gonflement de la mamelle ; on doit dans ce cas éviter des manœuvres inutiles, car la tuméfaction se dissipe peu à peu, et le mamelon a la longueur suffisante. Chez certaines personnes le lait ne vient point au bout du mamelon, et on serait tenté de croire à l'imperforation de celui-ci ; mais on est bientôt rassuré après l'emploi des émollients que nous avons indiqués plus haut, car cette apparence de vice de conformation ne tenait qu'à l'aplatissement et à l'endurcissement. Cependant l'imperforation existe quelquefois, mais elle est extrêmement rare.

Pendant un premier allaitement, surtout dès les premiers jours, souvent le mamelon s'enflamme par suite des efforts de succion de l'enfant, il s'excorie ; ces lésions, quoique légères, sont extrêmement douloureuses et rendent l'allaitement difficile. On peut les prévenir en lotionnant le mamelon, quelques jours avant l'accouchement, avec de l'eau salée, du vin ou de l'eau-de-vie. Quand on a négligé ces moyens et que les excoriations sont survenues, on a recours, pour les combattre, à la pommade de concombre, à l'onguent populeum, ou bien à des astringents, comme l'eau blanche ou une solution légère de sulfate de zinc. Dans plusieurs cas de ce genre, nous avons employé avec le plus grand succès la solution suivante indiquée par A. Cooper : Borate de soude, 4 grammes ; eau, 90 grammes ; alcool, 15 grammes. « Il ne faut point oublier que la succion opérée par l'enfant est ici la cause déterminante du mal, et que la plupart des remèdes locaux pourraient avoir quelques inconvénients s'ils restaient en certaine quantité sur le mamelon au moment où le nourrisson vient à le saisir. Il en résulte que le meilleur remède, en pareil cas, se trouve dans un mamelon artificiel bien approprié. Lorsqu'on prend ce dernier parti, de simples soins de propreté manquent rarement de dissiper le mal en quelques jours » (Velpeau).

Lorsque les femmes continuent l'allaitement sans avoir pris les précautions que nous venons d'indiquer, la maladie fait des progrès, et il survient des gerçures, des crevasses, surtout dans la rainure qui sépare le mamelon de la mamelle. A chaque effort de succion que fait l'enfant, ces crevasses se creusent, s'élargissent de plus en plus, fournissent du sang et deviennent tellement douloureuses que nous avons vu des femmes extrêmement courageuses renoncer avec désespoir à allaiter leurs enfants. Quelquefois ces crevasses entourent complétement le mamelon et finissent par le détacher de la mamelle; lorsqu'elles sont arrivées à ce point, elles troublent la sécrétion du lait et peuvent même déterminer de graves inflammations de la mamelle. Les médicaments indiqués pour combattre les excoriations sont parfaitement indiqués pour le traitement des crevasses. Quand elles sont larges et profondes, il peut être utile de les toucher avec un crayon de nitrate d'argent. Ajoutons qu'ici, plus encore que dans le cas précédent, il est indispensable d'employer les bouts de sein artificiels à moins de suspendre l'allaitement.

Enfin le mamelon peut être le siége de chancres ou ulcères vénériens déterminés par le contact de la bouche d'un enfant ou d'une personne infectée. « Ces ulcères commencent par un bouton plat, dur, qui suppure promptement, s'élargit et forme un ulcère dont la surface inégale, livide ou grisâtre, et quelquefois fongueuse, fournit une matière âcre, visqueuse, verdâtre ou rougeâtre ; les bords de cet ulcère sont irréguliers, élevés, un peu durs ou douloureux. Le plus souvent ces ulcères sont accompagnés de l'engorgement des glandes lymphatiques de l'aisselle, et quelquefois d'autres symptômes syphilitiques » (Boyer). Le traitement de ces affections sera exposé avec tous les détails dans notre *traité des maladies vénériennes* (1).

Sous l'influence de causes très diverses, la mamelle devient le siége d'une inflammation plus ou moins grave selon qu'elle s'arrête aux tissus superficiels, ou selon qu'elle envahit les tissus profonds. Dans le premier cas, elle s'annonce par du gonflement, de la douleur, de

---

(1) Un vol in-8° orné de deux gravures coloriées avec soin. Prix 1 fr. 50 c. Chez MOQUET, libraire, passage du Commerce, cour de Rohan, n. 3, et chez l'AUTEUR, rue Saint-Nicolas d'Antin, 9.

la chaleur et une rougeur plus ou moins vive ; il y a ceci de particulier que le mamelon et son aréole sont très peu gonflés et semblent même en partie effacés au milieu de la mamelle considérablement développée. Dans les inflammations profondes, « le sein offre un développement plus ou moins considérable ; sa surface est tendue, hémisphérique et sillonnée quelquefois par de grosses veines. Lorsque l'inflammation est intense, les téguments sont chauds et offrent une teinte légèrement rosée. Dans les cas ordinaires, la peau, tant soit peu chaude, présente d'ailleurs sa couleur normale. On n'observe point, comme dans les inflammations superficielles, de bosselures, de plaques, soit fongueuses, soit livides, à l'extérieur. Ce genre d'inflammation est ordinairement accompagné d'une réaction plus ou moins vive et de tous les symptômes d'une fièvre inflammatoire » (Velpeau). Ces affections doivent être traitées, à leur début, d'une manière extrêmement active pour les empêcher de se terminer par suppuration : ainsi, on appliquera sur la partie malade une vingtaine de sangsues, et, dans l'espace de quelques jours, on répétera plusieurs fois cette application selon la persistance de l'état inflammatoire. Des cataplasmes de farine de lin seront posés à nu sur le sein qu'on aura soin de soutenir à l'aide d'un bandage, car son poids seul augmente considérablement la douleur. Il sera bon d'agir en même temps sur le canal intestinal en administrant des purgatifs répétés. Si la maladie n'a pu être arrêtée dans sa marche, qu'elle se termine par suppuration, on devra se conduire comme dans les cas où on a affaire à un abcès.

Dans certaines circonstances, le lait retenu dans les conduits que nous avons appelés *galactophores*, les dilate outre mesure, cause une douleur extrêmement vive. « Cet accident, dit l'auteur cité plus haut, constitue un engorgement du sein assez fréquent que l'on observe dans les derniers mois de la grossesse, chez les nouvelles accouchées et les nourrices. Cet engorgement n'est pas, à proprement parler, une véritable inflammation ; mais on conçoit aisément qu'il puisse en devenir très facilement la cause. Il est caractérisé par les symptômes suivants : les mamelles prennent un accroissement plus ou moins considérable, ordinairement facile à distinguer de celui qui dépend d'une inflammation profonde en ce que le gonflement, au lieu d'être régulier et uniforme, est bosselé et comme sillonné de cordons durs ; chaude et très sensible à la moindre pression, la peau du sein est peu rouge ; quelquefois même elle est plus pâle que dans l'état normal. Il existe ordinairement de vives douleurs, et les malades en expriment la sensation en disant que leur mamelle semble être traversée par une foule d'épingles. Il y a toujours un certain degré de fièvre, et l'appétit est plus ou moins suspendu. Tantôt l'engorgement laiteux occupe toute la glande, tantôt il est circonscrit sur un ou plusieurs de ses points. Dans ces derniers cas il se présente sous forme de bosselures plus ou moins dures, d'un volume variable, qui persistent quelquefois fort longtemps, et qui ont pu donner le change pour des tumeurs de mauvaise nature. »

L'engorgement laiteux reconnaît pour causes principales la sécrétion trop abondante du lait, sa rétention trop prolongée dans les conduits galactophores, et quelquefois le passage subit du chaud au froid. Le traitement consiste dans l'emploi des moyens propres à diminuer la sécrétion du lait et à favoriser sa sortie hors des mamelles. On arrive à ce but en réduisant l'alimentation et en opérant une révulsion sur le canal intestinal par des lavements purgatifs; on aura recours en même temps à des boissons sudorifiques, l'infusion de bourache ou de tilleul. Pour faciliter l'écoulement du lait, dans les cas d'engorgement du sein, on a en général l'habitude de présenter le mamelon à un enfant robuste; quelquefois même c'est une personne adulte qui se charge de la succion. Cette pratique réussit assez souvent; mais quand l'engorgement est considérable, que le lait se trouve épaissi, concrété dans les canaux, tous les efforts de succion seraient en pure perte et ne serviraient qu'à augmenter l'irritation. On doit donc s'arrêter lorsque, au bout de peu de temps, le lait ne sort point; dans ce cas, la mamelle sera recouverte d'un cataplasme de graine de lin, ou de mie de pain avec du lait. Nous avons employé souvent avec succès un liniment composé de 8 grammes d'ammoniaque et de 64 grammes d'huile d'amandes douces liés par un jaune d'œuf. Dès que le lait a repris son cours, on doit redonner la mamelle à l'enfant, en ayant soin de ne pas le laisser téter longtemps; il vaut beaucoup mieux qu'il la prenne plus souvent.

Les contusions du sein n'offrent rien de particulier quant à la contusion elle-même; mais, plus que les autres parties du corps, elles doivent être soumises à des moyens de traitement énergiques, car elles sont souvent le point de départ de plusieurs maladies très graves, particulièrement des abcès et des tumeurs cancéreuses. Des applications de sangsues, des cataplasmes émollients sur la partie malade, tels sont les médicaments qu'on doit employer avec persévérance.

Les abcès ou dépôts sont du ressort exclusif du médecin, et nous ne les signalons ici que pour indiquer le danger auquel on s'exposerait en laissant à la nature le soin d'évacuer le pus contenu dans ces foyers. Nous avons vu de malheureuses femmes que la négligence ou la crainte d'une opération peu douloureuse avait empêchées de recourir aux soins du médecin, subir plus tard des opérations dix fois plus graves, car le pus s'était répandu plus ou moins loin sous les téguments, tantôt vers l'aisselle, tantôt vers la poitrine, et avait nécessité des incisions considérables. Si cependant l'ouverture avait lieu spontanément, on devrait recouvrir la plaie d'un morceau de linge fin percé de petits trous et enduit de cérat; puis de couches de charpie.

Le sein est très souvent le siége de tumeurs de diverse nature sur lesquelles, après mûre réflexion, nous ne croyons pas devoir donner des détails. S'il est, en effet, des maladies dont le diagnostic soit difficile à établir, c'est sans contredit les tumeurs du sein, et quand toutes les connaissances médicales suffisent à peine quelquefois pour déterminer si ces lésions sont de mauvaise nature, nous ne pensons pas que les gens du monde puissent prétendre à choisir et diriger le traitement convenable. Voyez plutôt ce qui se passe : une malheureuse femme reçoit un coup sur le sein : au bout d'un temps plus ou moins long survient de l'engorgement sur l'un de ses points, ou bien il se forme un ou plusieurs noyaux durs; les commères et les charlatans ont tout de suite à sa disposition une foule d'emplâtres ou de pommades, mais pendant ce temps la maladie marche, et il peut survenir trois cas : ou bien la tumeur disparaît parce qu'elle n'avait rien de grave en elle-même, ou bien elle se ramollit et suppure, ou bien elle dégénère en cancer. Dans le premier cas on s'extasie sur le mérite du remède ; dans le second, on s'expose aux dangers que nous avons fait connaître en parlant des abcès; dans le troisième enfin, on temporise sur l'insistance du charlatan, et on emploie toujours sa drogue, jusqu'à ce que les souffrances de la malade la forcent de recourir au médecin; mais, malheureusement trop souvent, la lésion a fait des progrès irrémédiables, et tous les secours de l'art ne peuvent point empêcher la mort d'arriver au milieu d'horribles douleurs. Nous conserverons toujours le souvenir d'une jeune femme qui fut notre amie d'enfance, pauvre victime de ce préjugé vulgaire qui attribue aux exécuteurs des hautes-œuvres le pouvoir de guérir une foule de maladies, comme si la Providence devait offrir une compensation à ces hommes que la loi a désignés pour tuer les hommes. Mariée à un individu extrêmement brutal, cette infortunée reçut dans le sein un coup à la suite duquel survint une tumeur cancéreuse. Au lieu de consulter un médecin, on s'adressa au bourreau de la ville qui fit recouvrir le sein d'emplâtres de sa composition. Loin d'enrayer la maladie, les drogues de cet ignoble charlatan l'accélérèrent en augmentant l'irritation des parties affectées, et lorsque, plus tard, les parents désabusés eurent recours à un médecin, il n'était plus temps ; le cancer avait gagné les glandes de l'aisselle, l'opération n'eût fait qu'accélérer la mort de la malade. Du reste, quelques jours après, elle s'éteignit dans d'horribles souffrances, nouvelle victime des préjugés populaires et de l'ignorance de charlatans d'autant plus coupables qu'ils manquent à la loi, eux, les exécuteurs des redoutables arrêts de la justice !

Les tumeurs du sein, lorsqu'on les soumet d'assez bonne heure à l'appréciation du médecin, peuvent, quelle que soit leur nature, être guéries radicalement, ou du moins modifiées de la manière la plus avantageuse pour l'opération si, plus tard, on reconnaît qu'elle est indispensable. Ainsi avons-nous vu Lisfranc, notre illustre maître, guérir sans opération des tumeurs qui avaient présenté tous les symptômes des affections cancéreuses ; nous-même, suivant les préceptes qu'il nous avait tant de fois recommandés, nous avons eu le bonheur de rendre à la santé des femmes qui nous accordaient une confiance entière dès le début de la maladie, et chez quelques autres qui venaient nous consulter lorsqu'il n'était plus possible d'éviter l'opération, nous avons, par des moyens sagement combinés, réduit la tumeur du quart, de la moitié même, et préparé ainsi à la manœuvre opératoire un résultat incomparablement plus favorable. On voit donc combien il est important de recourir de bonne heure au médecin, et on ne serait jamais excusable d'y manquer, car ces maladies marchent ordinairement d'une manière assez lente pour qu'on ait tout le temps nécessaire.

On trouvera des notions plus étendues sur le cancer dans notre ouvrage intitulé *le Médecin de la Famille* (1).

---

(1) Un très fort volume in-8° orné de 40 planches gravées sur acier et coloriées avec soin. Chez MOQUET, libraire, Passage du Commerce, Cour de Rohan, 3, et chez l'AUTEUR, rue Saint-Nicolas-d'Antin, 9.

MALADIES DES ORGANES GÉNITAUX.

Une longue description des organes génitaux de la femme ne saurait convenir à notre ouvrage ; mais nous éprouvons le besoin de les faire connaître en peu de mots. Ces parties peuvent être divisées en externes et en internes. Celles qu'on aperçoit au dehors ont reçu le nom de *vulve :* elles se composent du *pénil* ou *mont de Vénus,* partie recouverte de poils, des *grandes lèvres,* repli de la peau qui descend des deux côtés du pénil pour se réunir en bas en formant une espèce de bride, nommée *fourchette,* laquelle se déchire souvent pendant l'accouchement. C'est l'espace placé entre la fourchette et l'anus qui constitue le périnée. Au-dessous des grandes lèvres se trouvent deux autres replis qui ont reçu le nom de *petites lèvres,* dénomination très impropre, car chez certaines femmes, les petites lèvres dépassent de beaucoup les grandes ; chez les femmes hottentotes, par exemple, elles acquièrent une longueur assez démesurée pour qu'on leur ait appliqué le nom de *tablier.* Quoi qu'il en soit, les petites lèvres se dirigent en haut en se bifurquant : l'une des branches va s'attacher à un petit tubercule nommé *clitoris,* et l'autre, s'unissant à celle du côté opposé, forme à ce même clitoris une espèce de capuchon. Le clitoris, très court dans l'état ordinaire, prend chez certaines femmes une longueur remarquable, et ce vice de conformation a pu en imposer quelquefois au point de faire croire à un véritable hermaphrodisme. A deux ou trois centimètres du clitoris, en allant d'avant en arrière, on voit l'ouverture du canal de l'urèthre, destiné à porter l'urine de la vessie au dehors. Les parties externes sont séparées des parties internes, chez les femmes vierges, par une membrane en forme de croissant, membrane qui a été appelée *hymen.* Lorsqu'elle a été déchirée à la suite de l'acte générateur, ses débris portent le nom de *caroncules myrtiformes.* Les parties internes se composent du *vagin,* de l'*utérus* et de ses annexes. Le vagin est un conduit membraneux qui a ordinairement quatre ou cinq pouces de longueur et s'étend de la vulve jusqu'à l'utérus. Celui-ci est vulgairement nommé *matrice ;* situé vers le milieu du bassin, entre la vessie et la dernière portion de l'intestin, il est maintenu de chaque côté par des ligaments et en bas par le vagin ; mais ses attaches sont assez extensibles pour lui permettre les mouvements qu'il exécute pendant la grossesse ou à la suite de certaines maladies. L'utérus ou la matrice a un volume variable : très petit avant l'âge de la puberté, il prend à cette époque le développement qu'il doit avoir plus tard : sept ou huit centimètres de longueur sur trois ou quatre de largeur. Il a la forme d'une petite gourde, dont la partie rétrécie, qui est placée en avant, porte le nom de *col de l'utérus* (Voyez la pl., fig. 1, *a*). C'est elle que, à l'aide du spéculum, on aperçoit faisant saillie dans le vagin. Nous avons dit que l'utérus était maintenu dans sa position par quatre ligaments, deux de chaque côté *bc* : dans la partie supérieure de chaque ligament postérieur se trouve un petit corps *d* nommé *ovaire*, à cause des vésicules ou espèces de petits œufs qu'il contient. Entre l'ovaire et le ligament antérieur il y a un conduit *e* qui s'ouvre dans l'utérus à sa partie inférieure et s'attache à l'ovaire par sa partie supérieure ; c'est la *trompe utérine*. Nous éprouvons un vif regret de ne pouvoir exposer ici les considérations physiologiques qui expliqueraient les fonctions de ces organes dans la fécondation ; mais, quels que soient l'intérêt et la curiosité qu'excite un pareil sujet, nous ne franchirons pas les bornes de cet ouvrage. Le corps de l'utérus est percé d'une cavité triangulaire extrêmement petite, et à chacun des angles il y a un orifice. Les deux latéraux sont ceux des trompes, l'antérieur communique avec le col. La cavité de celui-ci est cylindrique. Certes, d'après les données que nous venons de fournir sur le volume de l'utérus et sur sa cavité on serait loin de penser qu'il pût acquérir le développement auquel il arrive pendant la grossesse ou certaines maladies ; mais, en raison de sa structure, il possède une élasticité remarquable, s'étend à mesure que grandit le corps étranger contenu dans sa cavité, et revient à son volume ordinaire dès que ce corps a été chassé par l'art ou par la nature. Un grand réseau de veines parcourt la surface de l'utérus, qui devient, à l'époque de la puberté, le siége d'une exhalation périodique de sang, c'est-à-dire de la *menstruation* ou des *règles*. Nous avons spécialement insisté sur l'utérus, parce que, comme nous le verrons bientôt, c'est à lui qu'on peut attribuer la majeure partie des maladies des femmes.

Les maladies de la vulve sont assez nombreuses ; mais elles ne doivent pas nous occuper ici, car ce sont ou bien des vices de conformation, des lésions que le médecin seul peut guérir, ou bien elles ne diffèrent point de celles qui ont pour siége les autres parties du corps, et nous les avons déjà décrites ou nous les décrirons dans le courant de cet ouvrage. Les mêmes observations s'appliquent au conduit membraneux que nous avons fait connaître sous le nom de *vagin*. Mais l'utérus est sujet à des lésions particulières et extrêmement fréquentes, sur lesquelles nous devons insister longuement. En raison de leur importance, nous consacrerons un article spécial à la leucorrhée ou flueurs blanches, aux règles et à leur désordre, aux déplacements de l'utérus, et enfin aux maladies proprement dites de cet organe.

Dans notre planche, fig. 2, nous avons représenté, par une coupe anatomique, les parties génitales internes dans leur position respective avec les organes voisins, une partie du canal de l'urèthre, de la vessie, du vagin, de l'intestin étant enlevée. On comprendra facilement, par l'inspection attentive de la figure, la formation des lésions dont nous allons parler. *a* clitoris; *b* vessie, suivie du canal de l'urèthre *c*; *d* vagin ; *e* utérus ou matrice avec ses ligaments *f f*; *g* intestin; *h* colonne vertébrale.

LEUCORRHÉE OU FLUEURS BLANCHES.

On désigne sous les noms de *leucorrhée, flueurs blanches, pertes blanches*, un écoulement, produit de sécrétion de la membrane muqueuse qui tapisse le vagin, l'utérus et même les trompes. « La matière rejetée dans cette affection, dit M. Lagneau, n'a pas toujours la couleur blanche qu'on pourrait lui supposer d'après le nom qui lui a été donné depuis longtemps ; tantôt, au contraire, l'écoulement est transparent comme du blanc d'œuf; d'autres fois il est d'un blanc de lait, souvent il est jaunâtre, plus ou moins vert, et quelquefois roussâtre ou d'une teinte légèrement noire. Il varie aussi quant à sa consistance : parfois il est séreux et abondant ; le plus souvent on le trouve visqueux comme le blanc d'œuf qui a subi un commencement de coction : il a l'apparence de la crème; quelquefois il sort, par gros flocons, des mucosités épaisses, abondantes et d'aspect caséeux ; on l'a vu aussi ressembler à du vrai pus ; tantôt il est inodore, et d'autres fois très fétide. Enfin ce liquide est le plus souvent doux et ne présente aucune propriété stimulante ni contagieuse, tandis que, dans certains cas, tels que celui de l'existence du virus syphilitique, d'une affection dartreuse, d'une très vive inflammation ou de quelques autres circonstances qu'on est porté à croire beaucoup moins graves encore, il acquiert plus ou moins d'âcreté, excite des ardeurs d'urine, rubéfie et excorie même la peau environnant les parties sexuelles. »

Les pertes blanches sont dues à des causes diverses extrêmement nombreuses : la faiblesse de la constitution, l'application d'un pessaire, l'introduction répétée ou forcée de corps étrangers dans le vagin, surtout pour la première fois : ainsi le viol, la masturbation, les excès vénériens; d'autres fois la grossesse, l'avortement, la plupart des maladies de l'utérus, le mauvais état des organes digestifs, les passions tristes, la migraine, la suppression des règles, de là diarrhée, de certaines plaies, de la transpiration, du lait, l'usage de certains aliments indigestes, des eaux de certains pays, du cidre, de la bière, mais surtout du café au lait, l'habitation dans des pays froids, humides et marécageux, dans des appartements étroits et peu aérés, etc., etc. Le séjour des grandes villes favorise d'une manière évidente les flueurs blanches; presque toutes les femmes qui sont réunies dans les grands centres de population ont des écoulements de ce genre, tandis qu'ils sont rares chez les femmes de la campagne. Cette influence est si évidente, que nous avons eu plusieurs fois occasion de constater des flueurs blanches chez des villageoises arrivées à Paris depuis peu, et fort effrayées de ces pertes qu'elles n'avaient jamais éprouvées dans leur pays. Les femmes blondes y sont beaucoup plus exposées que les brunes. « Sur beaucoup de femmes, les flueurs blanches n'existent que quelques jours avant ou après les règles. Il n'est pas très-rare d'en rencontrer qui, depuis quelques mois, et même pendant un plus ou moins grand nombre d'années, ont leurs règles en blanc; en d'autres termes, l'écoulement menstruel est constitué uniquement par une perte blanche avec les symptômes précurseurs ordinaires aux règles normales, et avec la durée de ces dernières » (Lisfranc). Dix-huit fois sur vingt, ajoute ce même auteur, les pertes blanches ne sont que le symptôme d'une maladie de l'utérus.

Certes il ne viendra dans l'idée à personne de s'opposer aux pertes blanches qui remplacent les règles ou bien à celles qui suppléent à leur insuffisance; mais, hors ces cas particuliers, qui tiennent à un vice de la constitution auquel on peut remédier par des moyens convenables, doit-on toujours combattre ces écoulements? Nous sommes fort éloigné de donner un pareil conseil, car on voit souvent des maladies intenses se terminer d'une manière heureuse par l'établissement de ces pertes. Lisfranc, cet observateur judicieux, assure que, chez un grand nombre de femmes, les flueurs blanches diminuent ou suspendent les progrès de la phthisie pulmonaire; aussi commande-t-il de les respecter toutes les fois qu'on a affaire à un individu dont les organes internes sont en mauvais état. Cependant, ces réserves faites, il est urgent de combattre les flueurs blanches, car, indépendamment de l'affaiblissement général qu'elles occasionnent, elles donnent souvent lieu à des engorgements de l'utérus, à des ulcérations de son col. Le traitement doit être conduit avec prudence, car, lorsque ces écoulements existent depuis longtemps, on pourrait, en les supprimant d'une manière trop brusque, déterminer une inflammation de l'utérus. Nous avons indiqué les causes auxquelles ou pouvait attribuer les flueurs blanches, c'est assez dire ce qu'il faut faire pour les prévenir. Quand les moyens hygiéniques ont été négligés ou insuffisants, « quand la santé paraît se détériorer, et qu'on a tout lieu de prévoir l'apparition prochaine des flueurs blanches, il faut chercher à s'y opposer en prescrivant quelques fortifiants, tels que le quinquina, la centaurée, l'absinthe, la gentiane, les préparations de fer, les vins amers, les bains froids, surtout ceux de mer; les bains, les lotions et les frictions aromatiques; en recommandant de porter de la flanelle sur la peau, de faire usage pour principale nourriture de viandes rôties ou grillées, de vin rouge vieux, et en prohibant avec sévérité les aliments farineux, indigestes, la bière, le café et le thé au lait, l'excès des fruits aqueux, etc. » (Lagneau). Ces moyens, excellents pour les femmes d'une constitution faible, conviendraient peu à celles qui ont un tempérament robuste et sanguin : pour celles-ci, lorsque l'écoulement débute, qu'il est à l'état aigu, on a ordinairement recours aux adoucissants, aux bains entiers d'eau de son, dans lesquels on peut ajouter avec avantage quinze ou vingt litres de décoction de morelle. Nous préférons les bains entiers aux bains de siége, parce que ceux-ci ont le grave inconvénient de déterminer une réaction sur les organes génitaux parfois fort nuisible. Les lavements émollients offrent des avantages incontestables; les boissons rafraîchissantes seront prises en quantité. Le régime doit surtout être surveillé. Lisfranc ordonnait aux malades, dans la période d'acuité, de garder le repos absolu sur un canapé ou un divan, couchées et non assises. « J'ai vu, dit-*il*, très souvent beaucoup de femmes affectées de maladies de l'utérus être réveillées vers six heures du matin, en proie à d'assez fortes douleurs : elles urinaient; l'émission des urines ne les faisait pas souffrir davantage, et ces douleurs restaient les mêmes : je leur conseillai de se lever, de s'habiller, de s'étendre sur l'un des meubles que nous avons indiqués; elles pouvaient même y dormir sans éprouver de souffrances. A moins qu'elles ne soient très frileuses, les malades doivent peu se couvrir quand elles sont au lit. » La méthode des petites saignées révulsives, suivant les préceptes de ce grand chirurgien, obtient des succès incontestables; nous l'avons employée et nous l'employons tous les jours avec les plus brillants résultats. Quand les flueurs blanches existent depuis longtemps, qu'elles sont passées à l'état chronique, on agit sur elles localement par des injections astringentes, soit avec l'eau blanche, la décoction de roses de Provins, l'eau alumineuse (4 gram. d'alun par kilogr. d'eau), soit même avec la solution de nitrate d'argent (3 centigram. pour 30 gram. d'eau). Bien que l'écoulement ait cessé, on doit continuer les injections pendant cinq ou six jours encore, sous peine de s'exposer à le voir revenir. Les femmes chez qui les règles sont remplacées par des flueurs blanches sont soumises aux médicaments toniques, à un régime fortifiant, lorsque leur constitution est faible; on diminue, au contraire, l'alimentation, on pratique la saignée selon la méthode de Lisfranc, une saignée ordinaire d'abord, puis des saignées de 100 à 120 grammes de temps en temps, chez celles qui ont un tempérament sanguin. Ce moyen convient très bien lorsque ces pertes ont lieu dans l'intervalle des règles; on l'emploie alors deux ou trois jours avant l'époque où elles doivent arriver. Nous l'avons souvent mis en usage avec le plus grand succès sur des femmes arrivées à l'âge critique, à cette époque de la vie où la matrice devient extrêmement sanguine et où cet afflux détermine très souvent des flueurs blanches. Nous avons dit et nous verrons plus tard que la plupart des maladies de l'utérus donnent lieu à ces écoulements; il est évident que tous les moyens employés contre ceux-ci seraient en pure perte, si on ne s'occupait point de la maladie qui les produit, tandis qu'ils cessent complétement par sa guérison. On ne tient pas assez compte de ce fait dans le monde, car on s'obstine à combattre les flueurs blanches sans rechercher leurs causes.

DES RÈGLES ET DE LEURS TROUBLES.

Nous avons déjà dit que la femme était soumise périodiquement à une perte de sang qui, dans l'ordre régulier, revient tous les mois ; il ne nous appartient pas de rechercher ici pourquoi cette déperdition a lieu, il nous suffit de la constater. Mais cet acte physiologique normal, indispensable à la santé de la femme, est troublé malheureusement trop souvent, et, soit comme effet, soit comme cause, accompagne une foule de maladies. Ainsi, tantôt l'établissement des règles a de la peine à se faire, ou même il n'a pas lieu à l'époque que la nature a indiquée, c'est-à-dire à la puberté, tantôt, cet écoulement étant venu selon l'ordre naturel, il y a eu suspension, soit momentanée, soit persistante.

Les causes les plus diverses peuvent s'opposer à l'établissement des règles : quelquefois c'est l'excès du sang chez les femmes robustes, quelquefois sa faiblesse et sa pauvreté chez les femmes d'une mauvaise constitution. Dans d'autres cas, c'est un vice de conformation des parties génitales. Nous verrons bientôt par quels moyens on détruit l'effet des deux premières causes ; la troisième est le plus souvent au-dessus des ressources de l'art ou au moins des gens du monde. Il a été dit plus haut que, les règles étant établies naturellement, leur cours pouvait être plus ou moins troublé, soit lentement, soit subitement. Les causes générales de ces perturbations sont, indépendamment de celles que nous avons déjà indiquées, l'habitation dans des lieux bas et humides, la mauvaise alimentation, le défaut d'exercice, les fatigues, les changements de régime, d'habitudes, les maladies de l'utérus et même des organes internes. Les causes des suppressions subites sont le froid, les saignées intempestives, les plaies, les douleurs vives, les impressions tristes. Nous avons connu une dame qui ne pouvait percevoir des odeurs fortes sans qu'à l'instant même ses règles cessassent de couler ; une autre était obligée de conserver la même chemise pendant toute la durée de l'écoulement. Cette suppression brusque est toujours suivie d'accidents plus ou moins graves ou d'incommodités qui cessent seulement au retour de l'époque mensuelle. « L'écoulement des règles ne peut être suspendu ou manquer entièrement sans que des phénomènes morbides ne révèlent aussitôt la souffrance de divers organes. Les complications les plus variées et les plus nombreuses ne tardent pas à se montrer ; ce qui fait voir jusqu'à quel point les organes de la génération influent sur tous les appareils : aussi les symptômes généraux l'emportent-ils en nombre et en importance sur les symptômes locaux. Ceux-ci consistent en douleurs plus ou moins vives, occupant les reins, les flancs, quelquefois le haut des cuisses ; ou bien ce sont des tranchées utérines, un sentiment de pesanteur dans le bassin et les parties profondes de la génération. Souvent les symptômes généraux sont les seuls qui accusent le retard menstruel. La femme éprouve une fatigue générale, des douleurs dans les membres, surtout au niveau des jointures, une susceptibilité nerveuse qui la rend impatiente, triste et mélancolique, qui dispose son esprit à des aberrations bizarres : on la voit en proie à des palpitations, des difficultés de respirer quelquefois intenses » (*Comp.*). Dans certains cas le volume du ventre augmente considérablement, le sein grossit aussi, et le mamelon laisse écouler un liquide laiteux ; il y a en un mot les symptômes de la grossesse, et l'on éprouve quelque embarras, dans les premiers temps, pour reconnaître la véritable cause de cet état anormal ; on ne peut même être fixé d'une manière certaine que du quatrième au cinquième mois, époque où la présence du fœtus ne peut pas être méconnue.

Il est des femmes chez lesquelles les règles coulent difficilement, parfois goutte à goutte, et au milieu de grandes douleurs qui se prolongent plus ou moins longtemps. « J'ai vu, dit Lisfranc, un très grand nombre de femmes éprouver des douleurs atroces qui leur faisaient pousser des cris ; elles occasionnaient de violentes convulsions, à la suite desquelles survenait une syncope dont la durée était effrayante. Ces malheureuses femmes étaient obligées de garder le lit pendant plusieurs jours ; elles attendaient leurs règles avec anxiété et une véritable terreur. » Le traitement que nous conseillons, parce que nous l'avons employé plusieurs fois avec succès, est résumé dans l'observation suivante publiée par le même auteur : « Une personne très nerveuse, âgée de trente ans, d'une constitution ordinaire, plutôt faible que forte, éprouvait depuis sa première menstruation de violentes douleurs dans le bassin à toutes les époques menstruelles : suivant ces époques, ces douleurs offraient des variétés dans leur intensité ; il existait quelquefois un dévoiement qui se soutenait quelques jours ; le pouls était très faible, irrégulier ; la face, pâle, se couvrait de sueur. Les médicaments antispasmodiques, les narcotiques, les bains généraux, et un régime convenable avaient été vainement employés; j'associai à ces moyens la petite saignée révulsive (90 grammes) faite au bras : cette évacuation sanguine fut pratiquée au milieu de l'intervalle des règles et vingt-quatre heures après la cessation des menstrues. Voici quel fut le résultat : à la première époque menstruelle, aucun amendement; à la seconde époque, les douleurs sont moins fortes; la quantité des règles est augmentée un peu ; les soubresauts des tendons sont infiniment plus rares. A la troisième époque, mêmes moyens, même état. A la quatrième époque, les douleurs cessent entièrement une heure après que les règles sont établies; ces douleurs ont d'ailleurs été légères ; les soubresauts des tendons, la pâleur et la sueur de la face n'ont pas existé. A la cinquième époque, aucun accident ni avant, ni après, ni pendant les règles, qui coulent normalement; mêmes moyens continués pendant trois mois. Un an après, les douleurs se renouvellent, mais elles sont légères : même traitement, qui réussit immédiatement et que l'on continue pendant trois mois. La guérison se soutient depuis trois années. » Cet exemple prouve suffisamment qu'on ne doit point se hâter d'abandonner un mode de traitement parce qu'il ne réussit pas tout d'abord; nous sommes profondément convaincu que la plupart des insuccès sont dus au peu d'insistance des médecins ou des malades sur l'emploi des médicaments convenables.

Nous avons signalé les causes qui donnent lieu à la suppression des règles, il est évident que la première chose à faire, c'est de se soustraire à leur influence. Du reste, si la santé n'est pas notablement dérangée, nous conseillons aux femmes d'attendre quelque temps avant de se livrer à un traitement, car fort souvent les règles se rétablissent d'elles-mêmes. Lorsqu'on ne peut point espérer cet heureux résultat, plusieurs indications se présentent : la femme est-elle extrêmement nerveuse, on réussit souvent à rappeler les règles en administrant tout simplement des lavements calmants dans lesquels entre ordinairement l'asa-fœtida ou l'extrait de belladone uni au camphre; si elle est robuste, d'un tempérament sanguin, on doit lui pratiquer une ou plusieurs saignées du bras, en choisissant l'époque où les règles devaient venir ; des bains, quelques purgatifs légers, un régime doux et modéré complètent le traitement. La femme, au contraire, a-t-elle une faible constitution, on se garde bien de mettre en usage les saignées ; tout au plus pourrait-on appliquer sur les parties latérales de la vulve cinq ou six sangsues, en ayant soin de laisser saigner les piqûres pendant un quart-d'heure au plus. Les médicaments toniques, les bains de rivière ou, mieux encore, de mer, des frictions sur le bas-ventre avec un morceau de flanelle, les boissons stimulantes, amères, ferrugineuses, un régime fortifiant, sont dans ce cas parfaitement indiqués. On a signalé comme fort utiles les bains de siége froids continués pendant cinq ou dix minutes seulement ; ces médicaments, en effet, donnent lieu à une forte réaction, qui peut être favorable au rétablissement des règles, mais malheureusement, en raison même de ce mouvement réactionnel, on ne doit point les mettre en usage chez les femmes très-nerveuses, chez celles qui ont une affection du cœur ou du poumon. Nous prescrivons ordinairement avec beaucoup de succès des fumigations avec des plantes aromatiques : pour plus de simplicité, la femme place dans son vase de nuit une petite quantité de feuilles de matricaire, et après avoir versé sur elles de l'eau bouillante, elle s'assied sur ce vase lorsque la vapeur est à une température supportable, exposant ainsi ses parties génitales à la fumigation. En même temps nous faisons prendre à l'intérieur une infusion de safran édulcorée avec le sirop d'armoise. Mais il est bien entendu qu'on doit faire abstraction des cas dans lesquels la matrice est le siége de quelque lésion, car les moyens que nous avons indiqués jusqu'ici pourraient être extrêmement nuisibles. Nous avons dit d'ailleurs que ces lésions étaient des causes fréquentes de la suppression des règles, dont le retour était subordonné à leur guérison. C'est donc à obtenir celle-ci que doivent tendre tous les efforts. On agira de même si la malade est en proie à quelque affection des organes internes.

Il nous reste à parler, pour terminer ce sujet, de l'écoulement excessif ou trop prolongé des règles. On se tromperait fort si on regardait toujours comme un état morbide la quantité de sang que perd une femme, car rien n'est aussi variable ; mais il y a évidemment maladie lorsque l'écoulement se prolonge au-delà de ses bornes ordinaire ou lorsqu'il survient hors de l'époque habituelle. Les symptômes qui la caractérisent sont les suivants : les femmes éprouvent un malaise général, des douleurs qui commencent dans le bassin et s'étendent plus ou moins loin à l'intérieur du corps, des maux de tête ; elles se plaignent des bouffées de chaleur qui les fatiguent et les agitent fortement, tantôt de la diarrhée et des coliques, tantôt de la constipation.

La face pâlit, le corps se refroidit, surtout vers les parties inférieures ; les organes génitaux sont le siége d'une chaleur, d'un prurit parfois insupportables. Cet état s'améliore lorsque la perte est peu abondante et qu'elle ne se prolonge pas trop longtemps, car dans ce dernier cas les malades sont prises de maux d'estomac, de défaillances, et peuvent succomber dans un affaiblissement extrême. « Quand la perte se prolonge sans être trop abondante, le défaut d'appétit, des maux d'estomac se manifestent ; on observe de la langueur, de la faiblesse, de la pâleur ; les yeux présentent une sorte d'aréole brune, noire, livide ; les pieds deviennent enflés, surtout vers la fin de la journée ; les malades sont parfois hydropiques. Le sang est ordinairement pâle ; il est remplacé de temps en temps par un écoulement blanc ; si la faiblesse n'est pas trop considérable, il forme des caillots, surtout lorsque les femmes gardent la position presque horizontale, ou bien quand elles ont l'orifice inférieur du vagin étroit. Les règles immodérées peuvent produire ces caillots ; ils se développent quelquefois dans l'utérus lui-même, et dans beaucoup de cas, leur expulsion est très douloureuse : il est des femmes chez lesquelles ils retiennent une quantité plus ou moins considérable de sang liquide dans la capacité de la matrice, d'où naissent des accidents violents et très dangereux » (Lisfranc).

Les causes des pertes rouges sont très-nombreuses : les fortes chaleurs, l'habitation dans des pays élevés, l'usage de vêtements trop serrés, une alimentation soit trop forte, soit trop faible, selon les tempéraments ; l'abus des liqueurs fortes, du café, des purgatifs, les exercices trop prolongés, l'onanisme, les plaisirs vénériens, les passions vives, les affections morales, l'application d'un pessaire, les injections dans le vagin chaudes et répétées, l'avortement, les grossesses trop fréquentes, les fièvres graves, le scorbut, les maladies du cœur, celles de la matrice particulièrement, etc. On a vu ces pertes rouges survenir chez des enfants de sept ou huit ans, mais ces cas sont rares, et on ne les observe guère qu'à l'époque de la puberté ; elles sont beaucoup plus fréquentes à mesure que la femme avance en âge, surtout vers et après l'époque critique. Souvent la stérilité des femmes ne connaît d'autre cause que ces pertes. Du reste, le pronostic est plus ou moins grave, suivant que la femme est plus affaiblie par le renouvellement fréquent de ces pertes. Il importe donc de s'y opposer de bonne heure ; mais avant de commencer le traitement, il faut surtout bien examiner les différents organes, afin de s'assurer que ces écoulements ne sont point dus à une affection spéciale de quelqu'un d'entre eux ; souvent aussi l'économie s'est habituée à cette perte, dont la suppression pourrait occasionner une réaction funeste sur quelque partie du corps , surtout si cette partie avait déjà un germe morbide. L'exemple suivant cité par Lisfranc nous fera mieux comprendre : Une dame était atteinte de phthisie pulmonaire en même temps que de pertes rouges ordinairement continues , légères et quelquefois abondantes ; lorsque le sang cessait de couler , la maladie du poumon s'aggravait ; si au contraire la perte de sang augmentait, la malade souffrait beaucoup moins de la poitrine. Ce grand chirurgien, au lieu de s'opposer à la perte tant qu'elle ne devenait pas trop forte pour menacer la vie de la malade , ne s'occupa que d'enrayer les progrès de l'affection de poitrine. Quand l'écoulement devenait trop inquiétant, il cherchait à l'atténuer ; mais si les médicaments dépassaient le but qu'on voulait atteindre et arrêtaient l'écoulement, la maladie de poitrine s'aggravait, on était forcé de rappeler les pertes. Cette dame partit pour la campagne, avec la recommandation de continuer le même traitement ; mais, se trouvant beaucoup mieux et désirant se débarrasser de sa perte rouge qui la fatiguait par sa longue durée et sa malpropreté, elle pria un médecin de la soigner à cette intention. Celui-ci parvint malheureusement trop bien à arrêter l'écoulement, car quinze jours après l'inflammation s'empara du poumon, et Lisfranc, qu'on avait appelé, essaya , mais en vain, de rappeler la perte ; la phthisie fit des progrès continuels, et dans moins de deux mois, la malade avait cessé de vivre.

Ces réserves faites, nous répétons qu'on doit de bonne heure s'opposer aux pertes rouges , et, d'après ce que nous avons dit dans le courant de cet article, on comprendra toute l'importance qu'il faut attacher à la recherche de leurs causes avant de commencer le traitement. Si la femme est robuste et qu'on puisse attribuer la maladie à l'excès du sang, on pratique plusieurs saignées peu abondantes, mais fréquemment renouvelées ; on diminue l'alimentation , on prescrit même selon les cas la diète et les boissons aqueuses. Lorsque l'écoulement est dû à la pauvreté du sang, on doit au contraire avoir recours à un régime fortifiant, aux viandes rôties, au vin vieux, aux médicaments toniques, comme le quinquina, la cannelle en poudre, à la dose de 4 à 8 grammes en trois ou quatre prises , aux eaux de Spa, de Forges, de Bussang, etc., aux boissons ferrugineuses. Chez les femmes extrêmement nerveuses, les pertes cessent souvent par l'emploi soutenu des médicaments calmants et antispasmodiques. Voilà pour les cas spéciaux. Quant aux moyens généraux, nous dirons que la malade doit garder pendant quelque temps un repos absolu, placée sur un lit plutôt dur que moelleux, ou, mieux encore, sur un canapé, le bassin étant plus élevé que le reste du corps; toute occupation, soit manuelle, soit intellectuelle lui sera interdite. Les boissons glacées, les applications sur le bas-ventre, sur les cuisses, sur la vulve, de compresses trempées dans de l'eau glacée, des lavements froids sont très efficaces pour arrêter les pertes de sang; mais il faut en continuer l'usage pendant plusieurs heures, sous peine d'obtenir un résultat tout à fait contraire à celui qu'on attend. Le sulfate acide d'alumine, administré en pilules, était fort employé par Lisfranc, à la dose de trente ou cinquante centigrammes par jour, dose qu'on élevait graduellement à 1 gramme 50 centigrammes si la malade pouvait la supporter. La limonade sulfurique ou même la limonade simple; les injections avec l'eau vinaigrée, le jus de citron, les décoctions de noix de galle, de feuilles de noyer, jouissent d'une réputation méritée pour la guérison des pertes rouges. Nous avons réussi une fois à arrêter une perte qui résistait à tous les médicaments, en enfonçant dans le vagin jusqu'au col de l'utérus, et l'y maintenant pendant quelque temps, un citron dont nous avions coupé le tiers supérieur. S'il y a de la constipation, on doit la combattre; nous préférons aux purgatifs les lavements à petites doses dans lesquels on met trois ou quatre cuillerées d'huile d'olive et 120 grammes de mélasse ou de miel. Il est encore bien d'autres moyens; mais par le danger qu'ils offrent ou par la difficulté de leur exécution, ils sont hors de la portée des gens du monde, et doivent être réservés exclusivement au médecin. Nous avons à peine besoin de dire que lorsque les pertes de sang sont dues, ce qui arrive très fréquemment, à une maladie de l'utérus, toutes les médications deviendraient inutiles si on ne s'attaquait point à la cause. Lorsqu'on a été assez heureux pour arrêter les pertes de sang, on doit s'attacher à en prévenir le retour; nous avons fait connaître les causes qui leur donnaient lieu, la première condition sera de se soustraire à leur influence; tout ce qui peut occasionner de l'excitation doit être sévèrement proscrit. Indépendamment des soins hygiéniques qu'il ne faut point surtout négliger, Lisfranc, dont le nom reviendra à chaque instant dans ce traité, recommande aux femmes d'un tempérament sanguin de se faire pratiquer des saignées de précaution vingt-quatre heures après la cessation des règles, si celles-ci n'ont pas suffisamment coulé, ou, dans le cas contraire, de donner la préférence au milieu de l'intervalle des mois. Si la femme est un peu faible, les règles ne reviennent pas quelquefois pendant un certain temps ; il vaut mieux alors attendre que médicamenter la malade si la santé n'en souffre point, car, à mesure qu'elle reprend des forces, l'état normal se rétablit. Si l'absence des règles déterminait des accidents, on serait obligé, pour les faire revenir, d'avoir recours aux moyens déjà indiqués, mais en agissant avec la plus grande prudence.

—

DE L'UTÉRUS ET DE SES LÉSIONS.

Toutes les fois qu'une femme viendra vous consulter, pour quelque maladie que ce soit, nous répétait Lisfranc dans ses leçons cliniques, n'oubliez pas de porter votre attention sur l'utérus, car cet organe a des relations sympathiques avec toutes les parties du corps et cause les désordres les plus variés. Cette grande vérité ne saurait être proclamée assez haut pour le bien de l'humanité, et malheureusement, suivant l'expression du grand chirurgien, elle est comme un coin qu'on voudrait faire entrer par le gros bout. Le traitement des maladies des femmes est bien en effet la partie la plus difficile de la médecine : que d'embarras, que d'écueils ! « Les malades, dit cet auteur, dominées par l'idée qu'elles portent une affection de l'estomac, des intestins, du sein, etc., répondent à peine aux questions qu'on leur fait sur l'état des organes sexuels ; souvent ces questions les fatiguent, les agacent même ; je les ai vues contenir difficilement la contrariété qu'elles leur occasionnent : il faut nécessairement les reproduire et les répéter encore, lors même que, s'occupant toujours du point qui souffre, les femmes ne veulent pas y répondre ; elles finissent ordinairement par accuser des écoulements blancs assez abondants, quelques irrégularités dans la menstruation, une *faiblesse des reins*, etc. ; mais elles soutiennent que leur matrice est saine, qu'elles en ont la certitude, la conviction tout entière. On leur propose de mettre en usage les moyens d'investigation : c'est alors qu'elles résistent, que souvent leur volonté paraît inébranlable, qu'elles ne consentent à rien et qu'elles sortent de mon cabinet de consultation même avec l'idée que je suis dans l'erreur, malgré tous les efforts que je fais pour leur persuader le contraire, en leur citant des faits, en les effrayant, non pas sur leur état présent, qui n'inspire *aucune inquiétude*, mais bien sur l'avenir, qui peut-être leur serait funeste. Rentrées dans leur famille, elles réfléchissent; entourées par la sollicitude et par les instances de leurs maris, de leurs parents, elles reviennent bientôt, et semblent alors se sacrifier à une idée préconçue : on touche, et l'on reconnaît ordinairement un engorgement de l'utérus ; les douleurs légères que les malades éprouvent quelquefois sur la matrice commencent heureusement à les convaincre. On traite l'affection morbide qu'on vient de constater définitivement, elle diminue, elle disparaît, et l'on voit bientôt diminuer et disparaître aussi les prétendues maladies de l'estomac, des reins, de l'intestin, etc. » Nous nous sommes plu à reproduire les paroles de l'homme qui, de nos jours, s'est acquis la plus grande réputation dans le traitement des maladies des femmes, pour convaincre les pauvres malades qu'une pudeur malentendue empêcherait de se confier au médecin. Non, quelle que soit la position de la femme, quels que soient ses sentiments moraux et religieux, elle ne doit point hésiter ; la morale et la religion lui font même un devoir de veiller au soin de sa santé, de ne point s'exposer, par une répugnance fatale, à des souffrances horribles, et finalement à une mort assurée. Pour reconnaître d'une manière certaine les maladies de la matrice, le médecin doit explorer cet organe en introduisant le doigt dans le vagin, ou, quand le doigt est insuffisant, un instrument spécial qui porte le nom de *spéculum*. Ces investigations ne peuvent être pratiquées que par l'homme de l'art, aussi comprenons-nous la répugnance qu'éprouvent les femmes au premier abord pour s'y soumettre. Malheureusement ce sentiment naturel, qui doit céder à la raison, est exploité par des femmes charlatans, dont les annonces pompeuses proclament une guérison certaine sans que les malades soient soumises *ni au repos ni au régime*. Séduites par ces trompeuses annonces, victimes de la faiblesse qui les porte à se confier de préférence à une personne de leur sexe, les malades perdent un temps précieux, pendant lequel l'affection fait des progrès, hâtés le plus souvent par le traitement absurde de ces ignorantes sages-femmes. Et alors, quand tout espoir d'amélioration est perdu, on est bien forcé de s'adresser au médecin ; mais il est presque toujours trop tard, la malade est fatalement vouée à la mort, et quelle mort ! Nous éprouvions le besoin de donner ces explications avant d'entrer en matière sur un sujet si important, **car nous serons** malheureusement obligé de garder le silence sur une foule de lésions que le médecin seul peut reconnaître et guérir.

Comme tous les autres organes, l'utérus ou la matrice peut devenir le siége d'une inflammation qu'on reconnaît aux symptômes suivants : la malade ressent, à la partie inférieure du bas-ventre, une douleur sourde qui devient bientôt plus prononcée et se fait sentir dans une assez grande étendue. Quelquefois elle laisse des intervalles de calme ; mais ordinairement elle est continue et redouble même au moindre mouvement de la malade, qui instinctivement fléchit les cuisses, afin que les parois du ventre soient moins tendues. Il n'est pas rare de voir revenir ces douleurs par accès, comme celles de l'enfantement. Quelquefois les seins eux-mêmes sont douloureux. « Lorque l'époque menstruelle survient, la matrice étant déjà enflammée, l'écoulement sanguin n'a ordinairement pas lieu, il est remplacé par un écoulement roussâtre et sanieux ; l'issue intermittente de ce liquide est précédée souvent par des douleurs lancinantes qui se font sentir dans le ventre et au bas des reins. Lorsque la matrice s'enflamme pendant le cours des règles, celles-ci se suppriment ordinairement. Enfin quand l'inflammation se développe dans l'intervalle des règles, on observe quelquefois l'écoulement d'un liquide séro-sanguin dont la sécrétion s'opère dans la cavité de l'utérus et quelquefois dans le vagin. Disons, en passant, que lorsque l'utérus s'enflamme à une époque quelconque de la gestation, l'avortement a immédiatement lieu, toutes les fois que l'inflammation acquiert un certain degré d'intensité» (*Comp.*). La soif est ordinairement vive; les malades ont souvent des nausées; la constipation existe moins souvent que la diarrhée. Tantôt l'urine coule avec abondance, tantôt au contraire elle est rare, rouge et chargée. Chez la plupart des femmes, le système nerveux est violemment excité.

La durée de cette affection est plus ou moins longue suivant la gravité de l'inflammation; elle peut causer la mort au bout de quarante-huit heures, et quand ce funeste résultat doit avoir lieu, c'est ordinairement dans les sept ou huit premiers jours; mais on l'a vu arriver au bout d'un mois et plus. La maladie peut se terminer d'une manière heureuse sans laisser de traces, ou bien par suppuration ou par gangrène ; dans d'autres cas elle passe à l'état chronique. « Lorsque la maladie doit se terminer par suppuration, dit Murat, il se manifeste des symptômes assez analogues à ceux qui ont lieu dans toutes les inflammations intérieures qui tendent à la suppuration : ainsi les accidents inflammatoires qui ont été portés au plus haut degré d'intensité restent encore pendant quelque temps dans cet état ; la douleur persévère, quoique le pouls se ramollisse un peu et que les déjections cherchent à se rétablir ; le ventre reste toujours ballonné et comme empâté : une sorte d'inquiétude au physique comme au moral tourmente les malades ; elles éprouvent une chaleur, une pesanteur permanentes, et des élancements dans le bas-ventre ; ces élancements sont d'autant plus vifs que les parois du lieu où s'accumule le pus sont plus tiraillées ; les yeux sont abattus, la tête lourde, embarrassée ; il se manifeste des frissons irréguliers qui se répètent plus particulièrement à la chute du jour ; des sueurs qui ne soulagent pas ont lieu pendant la nuit. » Toutes les fois que cette maladie se prolonge au-delà d'une quinzaine de jours, on doit craindre la terminaison dont nous venons de parler. La terminaison par gangrène est si rare que nous ne croyons pas devoir en parler.

L'inflammation de la matrice, rare avant l'époque de la puberté, est au contraire assez fréquente à l'âge critique. Ses causes sont nombreuses : les accouchements laborieux et les manœuvres qu'ils nécessitent souvent, un coup ou une chute violente sur le ventre, les médicaments violents destinés à rappeler les règles, l'action du froid ou des astringents pendant l'écoulement menstruel, l'excès dans l'acte vénérien, la trop grande longueur de l'organe sexuel de l'homme ou l'abaissement de la matrice, les manœuvres coupables pratiquées dans le but de produire l'avortement, la présence d'un pessaire dans le vagin, la suppression des règles, quelquefois même des flueurs blanches, les tumeurs, les polypes contenus dans la matrice sont les principales. Cette maladie survient souvent après l'accouchement.

Nous suivons, pour le traitement de cette affection, celui qui a été indiqué par Lisfranc. La saignée doit être pratiquée de préférence à l'application des sangsues. La quantité de sang sera proportionnée à la force de la femme, de manière à l'affaiblir ; puis, le lendemain, on fera une autre petite saignée dérivative de 90 à 180 grammes. Des cataplasmes émollients de fécule de pomme de terre entre deux linges très fins sont arrosés de laudanum de Sydenham et appliqués sur le bas-ventre. Pour boisson on donne des tisanes adoucissantes en recommandant à la malade de les prendre froides, en petite quantité et souvent. Quand il y a des vomissements fatigants, ces boissons doivent être glacées ; on pourrait même faire avaler des morceaux de glace. Si ces moyens sont insuffisants, on fait dès frictions sur la région de l'estomac avec 2 ou 3 grammes d'extrait de belladone, ou on applique sur cette partie un emplâtre de thériaque, arrosé de teinture thébaïque. Dans beaucoup de cas, on agit très-favorablement en appliquant un vésicatoire au bras. Comme dans toutes les maladies aiguës, la diète plus ou moins sévère est de rigueur. La femme doit être placée sur un lit dur, et légèrement couverte ; elle aura le bassin plus élevé que le reste du corps.

Les engorgements, les ulcérations, les tumeurs, les polypes de la matrice ont des symptômes à peu près communs, et ne peuvent être reconnus qu'après les investigations dont nous avons déjà parlé. Nous n'aurons point ainsi à nous en occuper. Que dire du cancer de cet organe ? Le tableau que nous en ferions ne servirait qu'à effrayer nos lecteurs, sans que nous pussions leur offrir en compensation un seul moyen de traitement. Certes, le cancer de la matrice est une des maladies les plus effrayantes, elle survient quelquefois d'une manière fort insidieuse, et nous avons vu certaines femmes affectées de cancers déjà incurables qui n'avaient pas éprouvé les douleurs lancinantes et les autres symptômes caractéristiques de ces sortes de lésions ; ce n'est que plus tard, et quand il n'y avait plus le moindre espoir de guérison, qu'elles étaient en proie à d'horribles souffrances, funestes avant-coureurs de la mort. Profitons donc de cette occasion pour recommander de nouveau aux femmes la plus grande vigilance ; qu'elles ne s'endorment point dans une trompeuse sécurité, car peut-être au réveil il serait trop tard. Dès qu'elles ressentiront des douleurs dans le bas-ventre, douleurs qui répondront au fondement, dès qu'elles éprouveront des pertes blanches ou rouges, qu'elles s'adressent au médecin, et si celui-ci, par timidité ou tout autre sentiment, hésitait à faire les investigations dont nous avons parlé, qu'elles l'exigent elles-mêmes ; il y va de leur santé, il y va de leur vie !

L'utérus, suspendu par des ligaments lâches dans la cavité du bassin, est sujet à des changements de position, à des *renversements* soit en avant, soit en arrière, à un *abaissement* ou *descente,* qui donnent lieu à des accidents dont les suites peuvent être extrêmement graves. Les renversements se font lentement ou brusquement. On ne peut les reconnaître d'une manière certaine qu'à l'aide des investigations dont nous avons parlé ; mais les malades devront toujours craindre une pareille affection quand elles éprouveront les symptômes suivants : une sensation de pesanteur, de gêne continuelle dans l'intérieur du bassin ; des douleurs et des tiraillements dans le ventre, les flancs, les reins, les cuisses, accidents qui augmentent par la station debout, les mouvements, l'exercice, et diminuent, au contraire, pendant le repos dans la position horizontale. Les règles sont presque toujours troublées, il y a des pertes blanches. En même temps le trouble des fonctions est plus ou moins grand, les digestions sont pénibles, douloureuses, et les malades finissent par tomber dans un amaigrissement extrême. Cet état morbide est encore augmenté par l'exaltation extraordinaire des symptômes nerveux. Les symptômes particuliers au renversement en avant consistent dans des douleurs qui occupent le bas-ventre et se font sentir en arrière dans le fondement et la partie de l'intestin qui lui correspond ; il y a une constipation opiniâtre ; les envies d'uriner se renouvellent à chaque instant, et l'urine s'écoule même indépendamment de la volonté, au début de la maladie, puis, au contraire, elle est expulsée difficilement, à moins que la femme ne se couche sur le dos ou sur l'un des côtés. Dans le renversement en arrière, les douleurs dont nous avons parlé existent toujours ; elles sont augmentées lorsque la femme se tient debout ou sur les genoux, ou bien lorsqu'elle est assise. Pour se soulager, elle se couche instinctivement sur le ventre. Il y a aussi des envies fréquentes d'uriner et difficulté plus ou moins grande dans l'évacuation ; constipation et douleur dans le fondement.

Quoique la grossesse puisse remédier dans certains cas aux déplacements de la matrice, il n'en est pas moins vrai que les grossesses répétées et surtout les avortements sont, avec la largeur considérable du bassin, une des causes prédisposantes les plus certaines de ces accidents. Au nombre des causes déterminantes nous placerons les efforts que fait la femme et principalement ceux de l'accouchement, une grande disproportion dans la conformation des parties sexuelles des époux, la danse, la course. Lisfranc a signalé comme une cause extrêmement fréquente l'engorgement de l'utérus, et on conçoit très bien que celui-ci, augmenté de volume sur un de ses points, soit entraîné par son propre poids du côté engorgé. Nous avons vérifié très souvent cette observation si importante sous le rapport du traitement. D'après ce qui précède, il est évident que les déviations de la matrice sont presque exclusivement dévolues aux femmes adultes ; on les a quelquefois observées chez de jeunes filles.

L'abaissement de la matrice est plus ou moins grave selon le degré auquel il est arrivé : dans le premier degré, cet organe est seulement descendu dans le vagin sans qu'il apparaisse au dehors ; dans le deuxième degré, il se présente entre les grandes et les petites lèvres ; dans le troisième, il est suspendu entre les cuisses de la femme, entraînant après lui le vagin qu'il a renversé. Les causes qui y donnent lieu sont la laxité des ligaments, les accouchements fréquents et surtout la mauvaise habitude qu'ont beaucoup de femmes de reprendre leurs exercices peu de jours après leurs couches. Il est facile de concevoir, comme le fait remarquer Lisfranc, que l'utérus est augmenté de volume et que, par son propre poids et par celui des viscères qui pèsent sur lui, il tend à descendre dans le vagin. Des causes très fréquentes sont les efforts, quelle qu'en soit la cause, le chant, la danse, les corsets trop fortement serrés, les chutes sur les pieds, l'équitation, etc. Nous avons dit que l'engorgement était une cause des déplacements de l'utérus plus fréquente qu'on ne le pensait; nous devons le répéter ici, parce que nous sommes à même de le constater tous les jours. Les symptômes de cette affection sont à peu près ceux que nous avons indiqués comme symptômes généraux des déplacements de l'utérus. Il ne peut d'ailleurs y avoir incertitude que lorsque l'affection est au premier degré, et nous n'insisterons pas plus longtemps. Il importe d'y remédier de bonne heure, car on comprendra sans peine que lorsque la matrice est descendue au point de se montrer hors de la vulve, le contact de l'air, le froissement des cuisses, l'écoulement de l'urine, etc., puissent déterminer une inflammation grave, des ulcérations qui dégénèrent quelquefois en cancer, et dans certains cas la gangrène.

Presque tous les auteurs et les praticiens n'appliquent au traitement des déplacements de l'utérus que des moyens mécaniques : ils redressent ou refoulent cet organe, et ils le maintiennent dans la position qu'ils lui ont donnée par des instruments de forme et de nature très diverses qui portent le nom de *pessaires*. Nous ne partageons point à cet égard l'opinion commune : trop de faits nous ont prouvé qu'à l'aide d'un traitement convenable et conduit avec persévérance, on pouvait arriver aux plus heureux résultats, pour que nous ne rejetions pas d'une manière presque absolue l'usage des pessaires, de ces instruments qui, par leur séjour dans le vagin, occasionnent souvent les accidents les plus graves et sont dans tous les cas, pour la malade, une source de douleurs et de tourments. « Les pessaires, dit Lisfranc, peuvent s'opposer plus ou moins à la défécation et à l'expulsion de l'urine; ils occasionnent quelquefois l'incontinence de ce liquide. Lorsque les soins de propreté exigés par ces instruments sont négligés, lorsque ces corps étrangers séjournent trop longtemps dans le vagin, ils produisent ordinairement des inflammations, des écoulements blancs abondants, une odeur repoussante, des érosions, des excoriations, des ulcérations et des végétations. Ces productions organiques accidentelles sont plus ou moins nombreuses; elles remplissent quelquefois le vagin; elles recouvrent l'instrument sustentateur dans certaines circonstances, et empêchent de constater sa présence par le toucher. » Ce sont là les accidents les plus simples; nous n'avons pas besoin de signaler les plus graves, qui compromettent fort souvent la vie de la malade ou la condamnent à des infirmités dégoûtantes ou incurables. Certes, nous convenons que l'application d'un pessaire est pour le médecin un moyen prompt de soulager la malade; mais on conviendra avec nous qu'il vaut cent fois mieux prolonger le traitement que de s'exposer à produire des accidents dont on ne peut prévoir toute la gravité. Du reste, il est des cas dans lesquels on ne peut se passer de pessaires; mais nous répétons que nous les employons seulement lorsque tous les autres moyens ont échoué. Notre méthode de traitement consiste dans l'emploi de l'eau froide soit en bains de siége, soit en injections ou en lavements, soit en application sur le bas-ventre. Puis nous faisons la médecine des indications, c'est-à-dire que les divers symptômes sont combattus par des moyens appropriés : ainsi la constipation, si fréquente dans ces affections, sera soigneusement évitée ou détruite; l'état général de la malade sera modifié par tous les moyens hygiéniques, le séjour à la campagne, l'exercice modéré, et, selon les cas, par une alimentation et des médicaments toniques, par les bains de rivière, les bains de mer, les boissons ferrugineuses, etc. Par ce mode si simple de traitement nous obtenons le plus souvent un succès complet. Est-il besoin de dire que lorsque nous avons reconnu un engorgement de la matrice, nous nous occupons exclusivement de son traitement, et que lorsque nous nous en sommes rendu maître, cet organe reprend la place qu'il avait perdue? Ainsi donc nous le répétons : en règle générale plus de pessaires ; s'il est quelques cas de déplacement en avant ou en arrière dans lesquels on doive en faire usage, nous les proscrivons de la manière la plus absolue dans les abaissements ou descentes, car si notre méthode de traitement n'obtient pas un succès complet, nous avons en notre pouvoir un moyen adjuvant, qui dans bien des cas pourrait suffire à lui seul. Nous voulons parler des bandages ou suspensoirs périnéaux. Nous avons fait représenter dans notre planche, sous les fig. 3, 4 et 5, celui qui a été imaginé par M. le professeur Piorry. Il se compose d'une tige métallique élastique et circulaire *a a* qui embrasse la ceinture et se serre ou se relâche à volonté à l'aide d'une courroie en cuir *b ;* d'un ressort élastique *c c,* articulé en arrière avec une plaque d'acier, fig. 2 *d,* par une vis qui lui permet d'exécuter des mouvements latéraux, et portant à son extrémité antérieure une pelote *e* fixée par une vis. A la partie inférieure de la pelote, et retenus par la même vis, se trouvent deux sous-cuisses *f f* dont les chefs supérieurs sont attachés à des clous en cuivre *g g* placés sur la face antérieure de la tige circulaire. Les tiges d'acier sont recouvertes en peau de chamois, de manière qu'elles ne puissent pas blesser les parties sur lesquelles on doit les appliquer, et la pelote est recouverte en toile cirée. On pourrait même, afin de conserver le bandage dans toute sa propreté, étendre la couverture de toile cirée sur une partie de la tige et des sous cuisses. Ce suspensoir, convenablement placé, remplit toutes les conditions désirables : la tige *c c* peut se dévier à droite ou à gauche, en raison de son articulation, et venir se placer horizontalement à côté de la tige circulaire *a ;* de cette manière la malade n'est point gênée dans l'exercice de ses fonctions. La pelote *e* doit presser contre le périnée, et les sous-cuisses rendent cette pression plus ou moins forte. L'utérus, poussé ainsi de bas en haut, est maintenu en place par le plancher que forment le périnée et le vagin, et l'on conçoit très bien que, dans le cas où la maladie est due à une faiblesse des ligaments, l'usage seul de ce bandage soit un moyen de guérison, car du moment où ces ligaments ne sont plus tiraillés par le poids de la matrice, ils reprennent naturellement les forces qu'ils avaient perdues. Par notre mode de traitement indiqué plus haut, nous venons en aide à la nature, et avec le secours du bandage périnéal, nous arrivons au résultat désiré dans un espace de temps beaucoup plus court. En résumé, ce suspensoir a tous les avantages des pessaires sans avoir aucun de leurs inconvénients; nous avions donc raison de le dire : on doit bannir à jamais ces instruments dans le traitement des descentes de matrice.

DES ACCIDENTS DE LA GROSSESSE.

La grossesse n'est point considérée comme une maladie; c'est un état physiologique dont nous ne devons pas nous occuper ici ; mais il nous est impossible de passer sous silence les accidents nombreux et variés auxquels il peut donner lieu.

Les maux de dents qu'éprouvent quelques femmes à certaines époques de la grossesse n'offrent rien de particulier et doivent être traités comme à l'ordinaire. Quand ils sont dus à une dent cariée, il faut la faire arracher sans hésiter, à moins que la femme ne soit très-impressionnable ; dans ce cas il vaut mieux temporiser, en employant les calmants ordinaires, l'essence de girofle, le laudanum, la créosote, etc., que de s'exposer à déterminer un avortement.

Souvent, dès les premiers jours de la conception, la femme est prise d'une salivation abondante qui n'offre aucun danger et cesse ordinairement d'elle-même. On peut la ralentir ou la rendre moins fatigante en donnant à boire à la malade une infusion aromatique de mélisse ou de menthe, ou bien en lui recommandant de tenir dans sa bouche des morceaux de sucre candi ou de gomme arabique.

Les femmes ont très-fréquemment du dégoût pour certains aliments, et ce dégoût peut tenir à diverses causes. Nous avons dit que l'estomac était l'organe qui avait le plus de relations sympathiques avec la matrice, et quand le dégoût dont nous parlons est dû à cette sympathie, il n'y a rien à faire, tous les médicaments échouent. Lorsqu'il y aura des signes évidents d'embarras intestinal, on pourra avoir recours à des purgatifs très-légers, comme la rhubarbe, la manne, le sulfate de soude. On doit, autant que possible, éviter l'emploi des vomitifs, médicaments dangereux pendant le temps de la grossesse.

Si enfin on pouvait attribuer ce dégoût, cette inappétence à la trop grande abondance de sang chez la femme, il serait bon de pratiquer une saignée proportionnée à sa force et à l'époque de la grossesse.

Souvent aussi le cas contraire se présente, et quelquefois, en même temps, les femmes affectionnent certains aliments, elles mangent avec délices des substances impropres à la nutrition, dégoûtantes même dans certains cas. Les unes râclent les murailles et avalent la craie qui tombe; d'autres mangent de la terre, du poivre en grain, etc. Le professeur Paul Dubois raconte qu'une de ses clientes éprouvait le plus grand plaisir à manger des morceaux de bois charbonnés. Contre une pareille monomanie on ne peut donner que des conseils, et malheureusement ils ne sont que bien rarement écoutés. Nous partageons l'opinion générale qui consiste à laisser contenter ces envies de femme grosse, comme on le dit vulgairement, pourvu qu'elles ne soient pas trop nuisibles à la santé.

« Les vomissements, dit M. Cazeaux, sont un accident tellement fréquent, que la plupart des femmes en sont affectées; ils commencent assez souvent dès les premiers jours, de sorte que, pour beaucoup de femmes instruites par des grossesses antérieures, c'est un signe presque certain de grossesse. D'autres fois ils ne surviennent que vers le troisième ou le quatrième mois, bien rarement plus tard. Mais ce qui n'est pas rare, c'est de les voir reparaître vers la fin de la grossesse, chez des femmes qui en avaient été tourmentées pendant les premiers temps. En général ils ne durent que six semaines ou deux mois; quelquefois cependant ils se prolongent quatre ou cinq mois, rarement ils persistent pendant toute la durée de la gestation. Il y a des femmes qui ont le fâcheux privilége de vomir chaque fois qu'elles sont enceintes; d'autres, plus heureuses, passent plusieurs de leurs grossesses sans aucun trouble digestif. Une chose fort remarquable, c'est que, si l'on en croit le rapport d'un grand nombre de femmes, le sexe de l'enfant n'est pas complétement étranger à la production de ces accidents. Quelque ridicule que paraisse, au premier abord, cette proposition, je l'ai entendu émettre par un si grand nombre de femmes, que je ne peux m'empêcher de croire que peut-être, comme beaucoup de préjugés populaires, celui-ci a quelque fondement. » Les vomissements dont nous venons de parler sont ordinairement peu graves, quoique très-fatigants; cependant il est des cas où ils persistent tellement que l'état général de la femme s'altère sensiblement, l'amaigrissement devient très prononcé, et quelquefois, rarement cependant, ils déterminent l'avortement. Contre les vomissements légers on agit peu, on se contente d'une infusion de thé ou de tilleul. S'ils deviennent plus graves, s'ils sont accompagnés de douleurs au creux de l'estomac, on doit appliquer sur ce point un cataplasme arrosé d'une assez grande quantité de laudanum ou, selon la prescription de Sydenham, un emplâtre de thériaque arrosé de teinture thébaïque. Les boissons à la glace, ou même de petits morceaux de glace qu'on avale, suffisent souvent pour arrêter les vomissements intenses. Lorsque ces moyens échouent, M. Cazeaux conseille à la femme de prendre, une heure environ avant le repas, une pilule de deux ou trois centigrammes d'extrait aqueux d'opium. Quand la femme est robuste, d'un tempérament sanguin, une saignée suffit quelquefois pour dissiper ces accidents, surtout lorsque la grossesse est un peu avancée.

La constipation et la diarrhée doivent être combattues par les moyens ordinaires ; mais il est bien entendu que, en raison de l'état de la femme, on ne doit point avoir recours aux purgatifs énergiques.

Les femmes jeunes, d'un tempérament sanguin, éprouvent quelquefois tous les symptômes d'une trop grande abondance de sang : des maux de tête, des éblouissements, des bouffées de chaleur, des tendances à l'assoupissement. La saignée, dans ce cas, prévient des accidents très graves, car indépendamment des congestions qui peuvent survenir dans les organes internes, le cerveau, le poumon, souvent la matrice est le siége d'un afflux de sang qui peut avoir des suites très-dangereuses. La femme se plaint que son ventre devient gonflé, tendu ; elle éprouve de la pesanteur dans les aines et le haut des cuisses, la région des reins est douloureuse. Si cet état persiste, la matrice irritée se contracte, et l'avortement peut s'ensuivre. Les meilleurs accoucheurs prescrivent ordinairement la saignée pratiquée selon la méthode de Lisfranc (90 à 120 grammes) et répétée plusieurs fois. Pour calmer les douleurs dont nous avons parlé et arrêter les contractions de la matrice, on a recours à des lavements composés d'une petite quantité de liquide (1|4 de lavement) à laquelle on ajoute vingt gouttes de laudanum de Sydenham. Quelle que soit la susceptibilité de la malade, elle garde ordinairement ce lavement ; c'est dans ce but qu'on diminue la quantité du liquide. Au bout d'une heure, si les douleurs continuent, on administre un second lavement pareil au premier ; on peut ainsi, sans danger, en faire prendre cinq ou six dans les vingt-quatre heures. « Il est des femmes chez lesquelles ces accidents se renouvellent à chaque époque menstruelle ; chez elles il est prudent de les prévenir : or, pour cela, il faut les soustraire à toute impression morale et physique, et leur conseiller de séjourner au lit, ou sur un canapé, non-seulement pendant tout le temps que durent ordinairement les règles, mais aussi pendant les trois ou quatre jours qui suivent et précèdent l'époque de leur apparition. Les saignées préventives peuvent aussi être employées dès les premiers mois de la grossesse. Une jeune dame, enceinte pour la quatrième fois, me raconta que, dans ses grossesses précédentes, elle avait avorté avant le quatrième mois, et que l'avortement avait toujours été suivi d'une perte abondante. C'était une femme d'un tempérament sanguin, très-colorée, dont les règles coulaient abondamment, et qui, chaque mois, disait-elle, ressentait pendant ses grossesses la plupart des symptômes que nous avons indiqués. Je lui conseillai le séjour au lit et les saignées peu abondantes et répétées chaque mois. Elle consentit aux saignées, mais ne voulut jamais s'astreindre à rester au lit si longtemps. Elle avorta encore à trois mois et demi. Devenue enceinte six mois plus tard, désirant ardemment avoir un enfant, elle garda le lit depuis le commencement de la grossesse jusqu'à quatre mois et demi, pendant les cinq premiers mois elle fut saignée sept fois, et, grâce à l'emploi de ces moyens, sa grossesse arriva à terme, et elle accoucha heureusement d'un enfant vivant» (Cazeaux).

Assez souvent les femmes voient leurs pieds s'enfler, et cette enflure s'étendre aux jambes, aux cuisses, et même, dans quelques cas, aux parties supérieures. Lorsqu'elle n'est pas fort étendue, on ne doit pas beaucoup s'en occuper ; mais quand les jambes sont tellement gonflées que la marche est impossible, on a recours aux purgatifs, aux médicaments dits *diurétiques*, comme le nitrate de potasse, la digitale, etc. ; aux applications de compresses trempées dans l'eau froide et souvent renouvelées, ou dans un liquide résolutif. L'enflure générale est une maladie trop grave pour que nous nous en occupions ici. Les varices, les hémorhoïdes, qui surviennent souvent pendant la grossesse, n'offrent rien de particulier ; durant toute cette époque, on doit plutôt chercher à les calmer qu'à les guérir.

Mentionnons seulement en passant les troubles momentanés du cerveau, les aberrations intellectuelles, ces véritables manies dont sont atteintes quelques femmes pendant la grossesse ; il n'y a rien à oppo-

ser à un pareil état, qui a vivement préoccupé la sollicitude des médecins légistes. Les crampes dans les jambes, les douleurs de reins
dont se plaignent les femmes enceintes tiennent à la compression de
quelques nerfs par la matrice développée, et on ne peut point y remédier. La distension de la peau du ventre, par suite du grossisse-
ment de l'enfant, occasionne souvent des douleurs vives aux femmes
enceintes pour la première fois ; on les soulage en enduisant le ventre
et les parties environnantes avec de l'huile d'amandes douces, en faisant prendre de grands bains. Souvent, dès les premiers mois de la
grossesse, il survient aux parties génitales des démangeaisons tellement vives que, parfois, les femmes n'ont pas un moment de repos,
et ne peuvent résister au désir de se gratter. Ce besoin est tellement
irrésistible qu'il l'emporte sur toutes les considérations. Une jeune
fille eut le malheur de devenir enceinte : vivant avec ses parents, elle
désirait par-dessus tout leur cacher les suites de sa faiblesse, lorsque,
pour comble d'infortune, il lui survint des démangeaisons si vives
qu'elle fut forcée d'avouer son déshonneur. Les grands bains, surtout
ceux d'eau de Baréges, des bains de siége dans l'eau de guimauve,
les lotions avec l'eau blanche, suffisent ordinairement pour guérir ces
démangeaisons ou les rendre supportables.

Il est un accident beaucoup plus grave, qui doit attirer toute la
sollicitude des personnes appelées à soigner les malades ; nous voulons parler des convulsions connues en médecine sous le nom
d'*éclampsie*. Elles doivent être distinguées d'autres maladies convulsives, comme l'hystérie, l'épilepsie, qui existent avant la grossesse et
persistent pendant sa durée. L'éclampsie est une affection particulière
aux femmes enceintes, qui se rapproche beaucoup de l'épilepsie.
Elle se manifeste soit pendant la grossesse, soit pendant ou après
l'accouchement. C'est en général à la fin de la gestation, vers
le septième ou le huitième mois, qu'elle débute, parfois, mais
rarement d'une manière subite ; le plus souvent, elle est précédée
d'un mal de tête persistant avec force, de troubles dans la vision,
d'embarras dans la parole. Tantôt les malades sont impatientes, facilement irritables ; tantôt, au contraire, elles sont comme hébétées, re-
gardant fixement sans répondre, ou répondant à contre-sens. Bientôt
les symptômes deviennent plus prononcés, la maladie se caractérise :
le regard est fixe, les yeux, fortement ouverts, tournent à droite ou
à gauche, et se fixent en haut ; la perte de connaissance est complète.

Les convulsions ne tardent pas à se manifester, les lèvres sont tirées en dehors, la bouche, largement ouverte, laisse sortir la langue, la tête tombe du côté vers lequel les yeux sont dirigés. Puis la bouche se ferme et le plus souvent la langue est prise entre les mâchoires qui sont agitées de mouvements assez vifs pour la mordre profondément. Une salive écumeuse s'écoule continuellement de la bouche, et, par suite des morsures dont nous venons de parler, elle est mélangée de sang. Les muscles du visage se contractent et occasionnent des grimaces horribles ; les convulsions gagnent les membres, les bras, fortement étendus, sont agités par de petites secousses, les poings sont ordinairement fermés, les jambes et le tronc sont fortement tendus ; il n'y a pas en un mot ces mouvements qu'on remarque dans l'hystérie, et la femme reste couchée sur le dos pendant toute la durée de l'accès, de sorte qu'on n'a besoin de prendre aucune précaution pour l'empêcher de tomber ou de se blesser. Nous avons dit que la perte de connaissance était complète ; il en est de même pour la sensibilité, et l'on pourrait pincer, brûler même la malade sur les diverses parties du corps sans qu'elle manifestât la moindre sensation.

L'accès d'éclampsie ne finit jamais brusquement ; les mouvements convulsifs diminuent peu à peu. Les premiers accès sont en général courts et peu violents ; mais ceux qui les suivent sont plus longs et plus effrayants. Durant d'abord une ou deux minutes, ils finissent par se prolonger pendant sept ou huit, rarement au delà. « Dans l'intervalle des trois ou quatre premiers accès, la malade reste d'abord dans un état de prostration complète ; mais bientôt elle se réveille, ouvre les yeux, regarde avec étonnement autour d'elle, elle reconnait difficilement les personnes et les objets qui l'environnent ; elle ne comprend rien à l'agitation et à l'inquiétude de ses amis et de sa famille, car elle n'a aucune conscience des événements qui se sont passés pendant la durée de l'accès. Bientôt ses idées deviennent parfaitement nettes ; elle a recouvré complètement connaissance. Les intervalles lucides sont assez prolongés après les premiers accès ; mais quand ceux-ci se sont renouvelés, les moments de lucidité deviennent de plus en plus courts pendant leur intervalle, et enfin la femme finit par rester continuellement plongée dans un état de mort apparente, d'où elle n'est tirée que par l'apparition de nouveaux mouvements convulsifs » (Cazeaux).

Le pronostic de l'éclampsie est grave pour la femme, mais surtout pour l'enfant ; la moitié des femmes succombent, et presque tous les enfants périssent pendant les convulsions. Lorsqu'elle survient vers la fin de la grossesse, elle est moins dangereuse, et encore moins quand elle arrive après la délivrance. Quand elle se termine par le retour à la santé, les facultés intellectuelles sont encore troublées pendant un temps plus ou moins long, et un phénomène curieux noté par tous les observateurs, c'est l'abolition complète de la mémoire, qui ne revient que peu à peu. Ainsi on voit les femmes oublier le nom et le numéro de la rue qu'elles habitent, et même jusqu'à leur propre nom. Une dame, que M. Paul Dubois cite dans ses cours, se trouvait dans ce cas, et on fut obligé de la conduire pendant longtemps. L'éclampsie, quand elle ne se termine pas par la mort, peut cesser en donnant lieu à une maladie nouvelle, à une inflammation de la matrice, à une congestion pulmonaire ou bien à une paralysie provenant d'un épanchement sanguin sur quelque partie du cerveau. La cause essentielle de l'éclampsie, c'est la grossesse, et surtout la première grossesse ; les causes prédisposantes sont le tempérament lymphatique, qui facilite l'enflure des pieds et des jambes, le rachitisme, l'existence de convulsions dans les grossesses précédentes, le développement extrême de la matrice. Les causes occasionnelles sont les inpressions morales vives et subites, la douleur qu'occasionne le col de la matrice en se distendant, enfin toutes les circonstances qui peuvent rendre l'accouchement difficile.

Le traitement de l'éclampsie doit avoir pour but de prévenir cette affection ou de la guérir. Nous avons dit que l'infiltration, l'enflure des membres inférieurs était une cause prédisposante ; on devra donc chercher à la combattre par la saignée, les purgatifs, les boissons diurétiques, telles que la tisane de pariétaire à laquelle on ajoute 1 ou 2 grammes de sel de nitre, le petit-lait avec addition du même sel. Pour purgatif on emploiera soit l'eau de Sedlitz, soit le calomel à la dose de 25 à 50 centigrammes dans un peu de miel ou de confiture. Si, en raison des circonstances, on préférait les lavements, on pourrait employer la décoction de scille unie à 10 grammes de miel de mercuriale ou sulfate de soude. Les bains tièdes sont fort utiles quand les femmes ont un tempérament irritable. Le mal de tête, qui parfois est intense, cède souvent après l'administration d'une potion calmante de 100 grammes, dans laquelle on fait entrer 30 grammes de tartre stibié, à prendre par cuillerées d'heure en heure. Le traitement curatif est malheureusement inefficace dans la plupart des cas ; aussi doit-ou redoubler de zèle et de soins en raison de l'éventualité du succès. Dès que l'accès commence, le premier soin des assistants est de placer convenablement la malade sur son lit ; elle n'aura pas besoin d'être contenue, mais surveillée. On fera rentrer la langue dans la bouche, afin d'éviter les accidents que nous avons signalés ; si on ne pouvait y parvenir, il faudrait introduire entre les mâchoires le manche d'une cuiller ou un fort bouchon enveloppé de linge, afin de les maintenir écartées. On fera sur le visage de fréquentes aspersions d'eau froide. Dès que l'accès sera passé, et quelque soit le tempérament de la femme, on pratiquera une saignée du bras proportionnée à sa force. Derrière chaque oreille on appliquera une dizaine de sangsues, et des cataplasmes sinapisés seront promenés sur les jambes, en ayant soin de les laisser peu de temps au même endroit. Si la malade peut boire, on lui administrera une ou deux onces d'huile de ricin dans une tasse de bouillon chaud ; si elle ne peut pas avaler, on introduira dans sa bouche 10 centigrammes de calomel mélangé avec du sucre en poudre, et cette dose sera renouvelée toutes les demi-heures jusqu'à effet purgatif. Si on ne pouvait employer aucun de ces deux moyens, il faudrait avoir recours à un lavement dans lequel on introduirait l'huile de ricin ou le miel de mercuriale. Les bains tièdes très prolongés seront fort utiles, pourvu qu'on ait soin de maintenir sur la tête de la malade des compresses trempées dans l'eau très froide et souvent renouvelées, ou, mieux encore, de la glace contenue dans une vessie de porc. Il est souvent avantageux d'administrer une potion calmante : on pourra donner la suivante, par cuillerée d'heure en heure : (Eau distillée de laitue, 60 grammes ; eau distillée de tilleul, 60 grammes ; sirop de fleurs d'oranger, 30 grammes, éther sulfurique, 30 gouttes ; laudanum de Sydenham, 10 gouttes).

Arrivons enfin à un accident extrêmement fréquent et très grave, à l'*avortement*, vulgairement appelé *fausse couche*, et *blessure* quand il arrive à la suite d'un accident. Il consiste dans l'expulsion du fœtus à une époque où il n'est pas encore assez formé pour pouvoir vivre, en un mot depuis le commencement de la grossesse jusque vers le septième mois. L'avortement est beaucoup plus fréquent dans les deux ou trois premiers mois qui suivent la conception. Il peut être dû à des causes qui proviennent soit de l'état général de la mère, soit de quelque maladie du fœtus ou de la matrice. Nous avons dit que les femmes d'un tempérament sanguin étaient souvent exposées à l'avortement dès les premiers mois de la grossesse, et nous avons indiqué les causes et les moyens de traitement; mais les femmes d'un tempérament nerveux, très impressionnables éprouvent assez souvent le même accident. Les maladies aiguës qui surviennent pendant la grossesse lui donnent fréquemment cette terminaison fâcheuse. Les maladies vénériennes sont dans les mêmes cas; elles offrent même un danger de plus, car les préparations mercurielles qu'on emploie pour leur traitement suffiraient seules pour provoquer l'avortement. A l'hôpital de Lourcine de Paris, exclusivement consacré au traitement des maladies syphilitiques, on est tellement convaincu de ce fait, qu'on n'applique jamais cette médication sur des femmes dont la grossesse est peu avancée. La cause de l'avortement peut, dans quelques cas, être rapportée au père. « Ainsi, dit l'auteur cité plus haut, un sperme vicié dans sa nature, comme celui d'un père dont la vie est usée par la débauche, la vieillesse, ou corrompu par l'infection syphilitique, communique au nouvel être un principe de vie qui ne tarde pas à s'éteindre. M. Guillemot attribue à cette cause les nombreux avortements d'une dame qui le consultait. Son mari, quoique d'un âge mûr, portait tous les caractères de la caducité. Devenue veuve, elle se remaria, et depuis elle a eu des enfants à terme sans avoir eu d'avortements. » On peut ranger au nombre des causes la pression exercée sur le bas-ventre par les corsets; mais les plus fréquentes sont les chutes, les coups violents sur le ventre, les grandes fatigues, les émotions très vives, etc. Enfin signalons encore les manœuvres coupables de malheureuses femmes qui veulent cacher une grossesse illégitime et les moyens plus ou moins dangereux employés par des mains plus expérimentées, que l'intérêt seul pousse au crime; crime bien grave en effet, car il se termine trop souvent par une double mort, celle de l'enfant et celle de la mère !

Lorsque l'avortement a lieu dans les premiers jours de la grossesse, le plus souvent la femme ne s'en aperçoit pas : elle croyait être enceinte; mais le sang qui apparait lui fait reporter ses pensées sur un retard des règles. Sans doute en examinant attentivement sa perte, elle trouvait qu'elle diffère de l'écoulement menstruel ; mais, pour celles qui prennent cette précaution, les rudiments de l'enfant ne sont autre chose qu'un caillot de sang retenu dans la matrice, et elles sont loin de penser à un avortement. L'homme de l'art seul, en

effet, peut reconnaître à cette époque le produit de la conception, et
nous avons tous les jours occasion de nous convaincre que ces avortements sont extrêmement fréquents et méconnus dans l'immense
majorité des cas. Lorsque l'accident arrive à une époque plus avancée
de la grossesse, les symptômes sont différents selon qu'il est spontané
ou accidentel. Dans le premier cas, la femme éprouve de l'abattement, des frisons, de la lassitude, des palpitations, une sensation de
pesanteur vers les parties génitales et l'anus, des douleurs dans les
reins, des envies fréquentes d'uriner. Puis les douleurs de rein augmentent d'intensité, cessent et reviennent par intervalles, comme
celles de l'accouchement, un écoulement sanguinolent a lieu par le
vagin, puis sort du sang quelquefois grumeleux et le fœtus est expulsé
au bout d'un certain temps. Lorsque l'avortement a lieu par accident, la femme éprouve une vive douleur dans le ventre ou dans les
reins, douleur qui diminue ou cesse même bientôt, pour revenir plus
violente au bout de quelques jours ; puis survient l'écoulement de
sang et l'expulsion du fœtus. Celui-ci peut être vivant, parce que la
mère seule aura été blessée. Si le fœtus a été atteint et a succombé
dans le sein de sa mère, elle pourra reconnaître le funeste résultat de
l'accident, en ce que les petits mouvements quelle ressentait s'affai-
blissent peu à peu, et cessent complétement. A ce symptôme, les
femmes ne se trompent guère, et, ordinairement huit ou neuf jours
après, l'avortement a lieu en effet de la manière que nous avons indiquée.

Le pronostic de l'avortement est plus ou moins grave selon l'époque de la grossesse, selon la cause qui lui a donné lieu. Nous avons
déjà dit qu'il passait presque toujours inaperçu dans les deux premiers
mois ; mais à partir de ce terme jusqu'an quatrième mois, il est grave
en raison des pertes de sang qui précèdent ou accompagnent l'expulsion du fœtus expulsion d'autant plus longue, difficile et douloureuse
que les organes de la mère y sont moins préparés. L'avortement est
grave non seulement à cause de ses suites immédiates, mais encore de
ses suites éloignées ; car il prédispose aux maladies de l'utérus dont
nous nous sommes déjà occupé. On comprend qu'il doit être plus
grave lorsqu'il est dû à une violence extérieure, et beaucoup plus
grave encore quand il est occasionné par des médicaments abortifs ou
par des manœuvres criminelles.

Le traitement de l'avortement a pour but de le prévenir, de l'arrêter on de s'opposer aux accidents qui en sont la suite. Nous avons vu qu'il dépendait souvent de la mauvaise constitution de la femme ; dans ce cas, on doit s'occuper de modifier cette constitution pendant l'intervalle d'une grossesse à l'autre. Les femmes faibles, dont la santé est délabrée par les maladies, seront soumises à un régime fortifiant, à l'usage des bains froids, ceux de mer surtout. Les femmes d'un tempérament sanguin suivront, au contraire, un régime peu nourrissant, et pendant leur grossesse, lors surtout qu'elles auront déjà avorté à ces époques, on devra chaque mois leur pratiquer une légère saignée. La constipation doit être soigneusement combattue, en ayant égard à l'état de la femme, c'est-à-dire par des moyens peu énergiques ; des lavements simples avec addition de deux ou trois cuillerées d'huile d'olive ou de lin, ou l'huile de ricin à la dose de 15 grammes, dans une tasse de bouillon bien chaud. Lorsque malgré toutes les précautions on reconnaît à l'apparition des symptômes dont nous avons parlé que l'avortement va avoir lieu, on doit recommander à la malade un repos absolu, la position horizontale ; si elle est robuste et d'un tempérament sanguin, on pratique une saignée, puis on donne un lavement laxatif, et immédiatement après son évacuation, un quart de lavement avec addition de vingt gouttes de laudanum de Sydenham, qu'on devra garder. Si les douleurs continuent, une demi-heure après on administre un lavement pareil, et ainsi de suite de demi-heure en demi-heure ; mais il est rare qu'on ait besoin d'aller au-delà du troisième. La limonade froide à l'intérieur, les applications souvent renouvelées de compresses froides sur le ventre et les cuisses sont aussi fort utiles en pareil cas. Lorsque, malgré l'emploi de tous ces moyens, la perte de sang est abondante et persiste toujours, menaçant non-seulement la vie de la mère, mais celle de l'enfant, l'avortement est inévitable, et il ne s'agit plus que de le favoriser soit par l'usage du seigle ergoté, soit par l'application du tampon, mais cette dernière opération, qui consiste à garnir le vagin de bourdonnets de charpie, ne peut guère être pratiquée que par le médecin, et l'administration de l'ergot de seigle offre des inconvénients que lui seul peut prévenir. Ces deux modes de traitement doivent d'ailleurs être mis en usage dans des circonstances que lui seul peut apprécier ; c'est pour cela que nous n'en dirons rien.

La description de l'*accouchement*, des manœuvres qu'il réclame et des difficultés qu'elles présentent nous entraînerait au-delà du but de cet ouvrage ; nous n'avons à nous occuper que des maladies, et l'accouchement, quoique une opération sérieuse, ne peut pas être regardé comme une maladie.

Après la délivrance, la femme éprouve dans le bas-ventre des *tranchées*, qui tiennent aux contractions que fait la matrice pour se débarrasser du sang et des caillots contenus encore dans son intérieur. Ces tranchées sont plus fréquentes et plus fortes chez les femmes qui ont déjà eu des enfants, et, en appuyant la main sur le ventre, on sent une tumeur ronde que forme la matrice en se contractant. Quand elles sont assez fortes pour causer de vives douleurs, on a recours aux cataplasmes de farine de lin bien chauds, à moins que la femme ne soit menacée d'une perte ; dans ce cas on frictionne légèrement le bas-ventre avec un linge arrosé de laudanum, ou on donne un quart de lavement dans lequel on verse huit ou dix gouttes de ce médicament.

Depuis la délivrance jusqu'à ce que la matrice soit revenue à son volume ordinaire, il s'écoule de la vulve d'abord une petite quantité de sang pur, puis, au bout de douze à quinze heures, ce sang devient moins foncé, et tout écoulement cesse pendant la fièvre de lait. Lorsque celle-ci est terminée, l'écoulement revient ; mais le liquide est d'un blanc jaunâtre ; les femmes ont alors l'habitude de dire qu'elles perdent du lait. Les liquides dont nous venons de parler portent en médecine le nom de *lochies*. Ces lochies coulent pendant quinze jours, et même jusquà un mois et six semaines ; elles sont plus abondantes chez les femmes qui ne nourrissent pas. On doit leur laisser suivre un libre cours, et seulement quand elles acquièrent une odeur fétide, on prescrit à la malade des injections avec une infusion légère de camomille, en lui recommandant de se laver fréquemment.

La *fièvre de lait* survient ordinairement de la quarantième à la soixantième heure : les seins se gonflent, se durcissent, un mal de tête plus ou moins fort se déclare ; la peau, qui était d'abord chaude et sèche, se recouvre d'une sueur abondante ; le visage est coloré. Le gonflement des seins est tellement augmenté que la femme ne peut plus rapprocher les bras du corps. Cet état se prolonge pendant un temps qui varie de douze à trente-six heures, et persiste rarement au delà ; puis tout se calme. Quelques femmes, surtout après la première grossesse, n'ont point de fièvre de lait. Lorsque la fièvre a cessé, le lait remplit en quantité les mamelles, et si l'enfant tette, la mère est soulagée; dans le cas où la femme ne nourrit pas, on doit recouvrir les seins d'une serviette douce et chaude, ou, mieux encore, de la ouate. Si le lait s'écoule seul, on doit s'en tenir à ces moyens; dans le cas contraire, on a recours aux cataplasmes émollients, à la succion même. Une fusion légère de thé, de pariétaire ou de bourache, les tisanes de canne de Provence, de pervenche, etc., sont fort employées dans ce cas. Quelques légers purgatifs sont encore fort utiles : ainsi l'eau de Sedlitz; l'huile de ricin, surtout si la femme a la langue chargée, la bouche amère ou pâteuse. Pendant la fièvre de lait la diète est dé rigueur; lorsqu'elle est passée, la femme commence à se nourrir de potage pour arriver insensiblement aux aliments plus substantiels et reprendre son régime habituel vers le quinzième jour.

Assez fréquemment, à la suite de l'accouchement, il survient une inflammation du péritoine qui ne diffère de l'inflammation ordinaire décrite page 513, que par les circonstances particulières dans lesquelles se trouve la femme, et nous ne croyons pas devoir en faire l'objet d'un article à part. Il nous reste, pour terminer l'étude des maladies des femmes, à parler de trois affections malheureusement trop fréquentes : la chlorose, l'hystérie et la nymphomanie.

CHLOROSE.

(Pâles couleurs).

L'expression de *chlorose* est dérivée d'un mot grec qui signifie jaune verdâtre, en raison du caractère le plus frappant de la maladie, la coloration du visage. Cette teinte varie : elle est quelquefois comparable à celle de la cire vierge ; dans d'autres cas elle est terne ou terreuse. La pâleur est surtout remarquable au pourtour des lèvres, des narines et des yeux qui sont cernés. Certaines parties du corps deviennent enflées par l'infiltration du tissu cellulaire placé au-dessous de la peau ; les pieds, les paupières et la face paincipalement, et, vers les derniers temps de la maladie, cette enflure est générale. Les chlorotiques deviennent d'une nonchalance extrême, le moindre exercice les fatigue ; on dirait que leurs membres sont engourdis, et la tendance au repos, au sommeil devient de plus en plus grande. Les douleurs se font sentir dans presque toutes les parties du corps. Le plus ordinairement il y a un mal de tête plus ou moins fort, des bourdonnements d'oreilles. « Il survient, dit Gardien, des syncopes, des palpitations fortes et répétées dans les diverses parties du corps. Quelques filles chlorotiques se plaignent d'une sensation douloureuse dans les nerfs du cou, de la tête et du fond de l'orbite ; elles ont des frayeurs nocturnes ; d'autres sont tourmentées par des étouffements, comme le cauchemar ou l'incube, qui les suffoquent et les empêchent de parler. » Le caractère des malades éprouve toujours des changements remarquables ; il en est qui présentent des symptômes de chorée, d'hystérie, d'épilepsie même. Le pouls devient plus faible, il y a des palpitations qui pourraient faire croire à une affection du cœur si l'on n'était bien prévenu. Si on appuie l'oreille sur la base du cou, on entend un bruit de souffle particulier, comparable à celui que produit le jouet d'enfant connu sous le nom de *diable*. La respiration est gênée, l'oppression augmente au moindre mouvement. L'appétit et la digestion sont quelquefois conservés ; mais le plus souvent les malades ont des goûts extrêmement bizarres ; il en est qui préfèrent à tout les fruits non mûrs, les aliments fortement salés et épicés, le vinaigre, etc. ; d'autres qui cherchent avec avidité des substances non alimentaires, la craie, le plâtre ; le charbon, l'encre. Nous connaissons particulièrement une jeune femme récemment affectée de chlorose qui, de temps en temps, manifeste les désirs les plus bizarres : nous l'avons vue parcourir un jour tout le quartier pour trouver un aileron de dinde dont elle arrachait les plumes et en suçait le bout avec avidité. Une autre fois elle ne put résister au désir de boire d'un seul trait une bouteille de vin, et, chose extraordinaire, bien qu'elle fût peu habituée au vin pur, elle n'éprouva aucune incommodité après une pareille libation. Les chlorotiques se plaignent habituellement de maux de cœur, le travail de la digestion se fait très mal, la soif est fort vive. Il y a parfois de la diarrhée, mais beaucoup plus souvent de la constipation. L'écoulement menstruel offre de grandes modifications. Parfois il cesse complétement, et lorsqu'il continue de venir aux époques mensuelles, il est moins abondant, moins fort et plus ou moins pâle. On remarque ordinairement que cette perte de sang, quoique peu considérable, aggrave encore l'état des malades. Il est des femmes chez qui les règles sont remplacées par les flueurs blanches. Assez souvent il survient chez les chlorotiques des saignements de nez et des vomissements de sang, un flux hémorrhoïdal.

Les individus d'un tempérament lymphatique sont les plus exposés à la chlorose ; mais on l'observe aussi chez les femmes nerveuses dent les désirs immodérés ne sont point satisfaits. On a, dit-on, observé quelquefois cette maladie chez l'homme ; mais elle est tellement rare, que nous avons cru devoir la p'acer parmi les affections particulières aux femmes. Elle survient ordinairement à l'âge de la puberté. L'habitation dans un lieu froid et humide, une mauvaise et insuffisante alimentation, les grandes fatigues, les longues veilles, une vie oisive, les bains chauds pris trop fréquemment, les affections morales, l'abus et la privation des plaisirs vénériens, sont les causes les plus fréquentes.

Lisfranc signale aussi la masturbation, et il cite à l'appui l'observation d'une demoiselle chlorotique : « Il est utile de le dire dans l'intérêt de la société, la masturbation est extraordinairement fréquente chez les jeunes filles ; celles qui paraissent être plus spécialement soustraites à cette funeste et déplorable passion y sont quelquefois soumises : il faut donc que les familles exercent une scrupuleuse, une religieuse surveillance, dans les circonstances où même toute espèce de doute semble devoir être écartée. Une demoiselle âgée de dix ans était affectée de mouvements convulsifs sur la face ; ils avaient résisté à toutes les ressources de la thérapeutique ; on avait consulté un grand nombre de médecins ; je demandai, et plusieurs de mes confrères avaient fait cette question, s'il n'existait pas quelques mauvaises habitudes : on me répondit par la négative. Madame X... assura que sa fille ne l'avait jamais quittée ; que son éducation avait été faite chez elle ; que la jeune personne n'était en rapport qu'avec une vieille femme de chambre qui avait élevé madame X... elle même, et dont les bonnes mœurs étaient parfaitement connues. Je ne fus pas néanmoins encore convaincu. Je communiquai les craintes qui me restaient à l'une des tantes de la demoiselle. Madame X... se rendit à la campagne anprès de sa mère, dont la vie était en danger ; elle confia sa fille à sa sœur, qui reçut la jeune personne très sévèrement ; lui dit qu'elle n'était pas sage, que sa conduite était affreuse, et que, pour être pardonnée, elle devait tout avouer. La jeune fille, interdite, stupéfaite, rougit versa quelques larmes, et confessa sa faute ; la vieille bonne avait trahi la confiance dont on l'avait investie. A l'instant même, les précautions convenables furent prises ; l'onanisme cessa ; les mouvements convulsifs de la face disparurent au bout d'un mois, sans qu'on employât aucun autre moyen de traitement. » Nous avons transcrit au long cette observation parce que nous avions à cœur d'attirer l'attention des mères sur une cause de la chlorose que nous croyons très-fréquente, et le plus souvent méconnue. Les pâles couleurs consistent dans l'appauvrissement du sang, dans l'affaiblissement graduel de la constitution ; or, quelle cause plus puissante d'affaiblissement que la masturbation ?

La chlorose n'est pas une maladie très grave, au moins quand elle est récente ; mais quand elle existe depuis longtemps chez une malade considérablement affaiblie, lors surtout qu'elle se complique d'une affection des organes internes, du foie, du poumon, des intestins ou de ces troubles nerveux qui donnent lieu à une excitation continuelle, la guérison est bien difficile.

Le traitement réclame, comme condition essentielle, des soins hygiéniques sagement réglés : ainsi, les habitations devront être saines, bien aérées, exposées au midi. L'alimentation sera composée de viandes rôties ou grillées, bœuf, mouton, gibier ; pour boisson, on fera usage de vin coupé avec de l'eau ferrugineuse, préparée en plongeant simplement des morceaux de fer dans un vase convenablement disposé. Il suffit d'ajouter de l'eau toutes les fois qu'elle est trop chargée. L'exercice, proportionné à la force de la malade, les distractions de toute espèce doivent être ordonnées ; c'est pour cela que les voyages aux eaux minérales sont si favorables, indépendamment de l'action salutaire des eaux elles-mêmes, spécialement celles de Vichy, de Plombières, de Passy, etc. Il en est de même de l'exercice de la natation dans les rivières, et surtout dans la mer. Mais la première condition du traitement, c'est de rendre au sang et à la constitution les forces qu'ils ont perdues ; sans ce but, on associe aux moyens hygiéniques sus indiqués l'usage des médicaments toniques, parmi lesquels le fer et ses préparations sont principalement recommandés. Le sous-carbonate de fer, mêlé à l'extrait de réglisse et préparé en pilules, est souvent administré. M. Blanc, médecin de Beaucaire, a donné une formule pour des pilules qui ont été modifiées depuis par M. Vallet ; elles portent le nom de leurs auteurs et se trouvent dans toutes les pharmacies. On donne, les premier, deuxième et troisième jours, une pilule matin et soir ; les quatrième, cinquième et sixième, on en ajoute une autre à midi ; les septième, huitième et neuvième jours, deux pilules en deux doses matin et soir ; les dixième, onzième, douzième, deux pilules trois fois dans la journée : les treizième, quatorzième, quinzième, trois pilules le matin et trois le soir ; le seizième et les jours suivants quatre pilules en une dose aux trois époques de la journée. La dose à laquelle on peut porter ce médicament s'élève à quatre grammes par jour. Sous son influence, l'amélioration est très rapide, mais on ne doit point en cesser l'usage brusquement ; il faut diminuer les doses d'une manière insensible jusqu'à ce que la guérison soit bien assurée. Le lactate de fer se donne mêlé au chocolat sous forme de pastilles contenant chacune 5 centigr. de ce médicament (4 d'abord, puis 8 ou 10 par jour) ou sous forme de sirop. Les malades le prennent sans répugnance et avec avantage. Les substances toniques et amères, l'extrait de petite centaurée, de gentiane, le quinquina, la rhubarbe, les substances excitantes, les infusions d'armoise, d'absinthe, d'hysope, de mélisse, les frictions avec l'alcool, seront utiles selon la disposition des malades. Nous avons dit que la constipation était extrêmement fréquente chez les chlorotiques : aussi les purgatifs sont-ils très-efficaces.

HYSTÉRIE.

(Maux de nerfs, attaques de nerfs, vapeurs.)

La dénomination d'*hystérie* vient d'un mot grec qui signifie *matrice*, et elle a été appliquée à cette maladie parceque les premiers observateurs reconnurent que la matrice en était le point de départ. L'hystérie est une affection nerveuse, ordinairement de longue durée et intermittente, caractérisée par une succession de phénomènes affectant le sentiment, le mouvement l'intelligence, et, lorsqu'elle est complète, par des accès convulsifs, d'ordinaire sans perte de connaissance.

La plupart des hystériques sentent arriver leur accès : quelques heures, parfois même quelques jours avant l'attaque, elles éprouvent une sensation de trouble dont elles ne se rendent pas bien compte, trouble qui se manifeste de la manière la plus évidente par l'extrême versatilité de tous leurs actes. Le plus souvent tristes, moroses, elles sont parfois d'une gaîté folle sans savoir pour quel motif. A la gaîté

succèdent quelquefois de violentes colères, même contre les personnes qu'elles chérissent le plus, ce qui semblerait appuyer l'opinion
que déjà la malade n'est plus libre, qu'elle obéit à un pouvoir occulte
qui enchaîne sa volonté. Tantôt les choses qu'elles préfèrent d'habitude leur deviennent insupportables ; incapables de se livrer à un
travail assidu, elles rejettent toute occupation, recherchent la solitude, et bientôt la solitude leur déplaît. Sans en avoir aucun sujet,
elles éprouvent un besoin de pleurer irrésistible, et sont en proie à
ce qu'elles appellent des idées noires ; très souvent leurs pensées se
tournent vers le suicide ; si elles veulent se livrer au sommeil,
elles sont réveillées en sursaut par des visions fantasmagoriques, par
un cauchemar effrayant. Souvent elles éprouvent des éblouissements,
des vertiges, un mal de tête intense, comme si, disent quelques malades, on leur comprimait la tête dans un étau. La sensibilité générale
éprouve une exaltation extrême. Les vicissitudes atmosphériques produisent chez elles un effet marqué : pendant un temps d'orage, lorsque, par conséquent, l'électricité est abondamment répandue dans
l'atmosphère, l'agitation des hystériques redouble et se manifeste par
une difficulté de respirer extrême, par de violentes, palpitations. Il y
a surtout des bâillements, des pandiculations ; l'exhalation gazeuse
est augmentée parfois d'une manière très grave ; on remarque des
alternatives de froid ou de chaleur intenses, une vive anxiété dans la
région de l'estomac, violente et douloureuse constriction de la poi_
trine, gêne de la respiration de plus en plus prononcée ; toux tellement caractéristique qu'il suffit de l'avoir entendue une fois pour ne
s'y tromper jamais ; enfin sensation comparable à celle d'un corps
étranger qui, partant du ventre, monterait vers le cou pour s'arrêter
au gosier, et produire une espèce d'étranglement. C'est alors qu'arrive l'attaque quand elle doit avoir lieu.

On regarde comme le commencement de l'accès la sensation d'é-
tranglement dont nous venons de parler, et à laquelle on a donné le
nom de *boule hystérique*, parce que le plus souvent les femmes
éprouvent la sensation d'une boule qui monte de la cavité du ventre
vers le larynx. Disons cependant que, dans un grand nombre de cas
il n'y a qu'une impression de douleur sourde dans ce trajet ; quelquefois même sans douleur préalable, la constriction du gosier se
fait sentir subitement. On a aussi donné le nom de *clou hystérique*
à une douleur extrêmement vive que les malades éprouvent dans

une partie du corps, douleur limitée, comparable à celle que produirait un clou enfoncé dans les chairs. Peu après l'apparition de ces symptômes, et surtout de la constriction du gosier, l'hystérique pousse un cri aigu et tombe. Alors commencent à se dérouler les symptômes effrayants qui signalent toute cette période. » Les attaques convulsives sont caractérisées par des mouvements violents d'extension et de flexion alternatives des membres. Les malades se lèvent vivement sur leur séant, puis se précipitent, avec la même violence, en arrière ; des secousses convulsives agitent tout le système musculaire. Ces mouvements sont d'une telle violence, même chez les sujets grêles et chétifs, que plusieurs personnes sont souvent nécessaires pour les contenir ; et si elles sont libres, elles se redressent, retombent, se jettent à droite ou à gauche, bondissent avec une violence effrayante, frappent des pieds et des mains avec une incroyable vitesse. Les yeux sont ordinairement fermés, les paupières agitées d'un frémissement continuel précipité ; les narines largement ouvertes ; quant aux joues, elles n'éprouvent en général que des mouvements de coordination avec les cris ou la respiration forcée des malades. A cet ensemble de phénomènes violents succède bientôt une rémission dans laquelle l'hystérique reste encore étendue, haletante ; frémissante de la tête aux pieds, agitée de soubresauts au moindre bruit, au moindre contact. D'autres fois, au contraire, immobile, l'œil fixe, insensible aux excitations extérieures, la malade offre, pendant les rémissions de ses attaques, un état singulier d'extase ou de somnambulisme. Ces alternatives de convulsion et de rémissions se succèdent ainsi pendant un temps variable. Pendant leur durée, la tête est ordinairement portée en arrière ; la face est rouge, chaude si l'hystérique est grasse et d'un tempérament sanguin ; dans les conditions contraires, le centre des joues peut être seul animé d'une couleur très vive ; mais on voit aussi ces parties, les lèvres, le nez, pâles, d'un froid glacial ; la respiration est haute, profonde, bruyante et en même temps laborieuse. Au milieu de leurs convulsions, les malades portent souvent la main sur la région antérieure du cou, semblent vouloir écarter un obstacle ; souvent elles se frappent à coups redoublés la poitrine, le front ; écartent, déchirent leurs vêtements ; s'acrochent aux personnes qui les approchent. On observe de la tête aux pieds des mouvements bizarres. Ces accès finissent souvent par une explosion de pleurs et de sanglots entrecoupés d'éclats de rires » (M. Foville). Ajoutons que quelquefois, pendant l'attaque, les malades perdent la voix, d'autres fois elles font entendre des cris rauques et inarticulés qu'on a comparés au cri du loup. Les veines du cou sont fort gonflées, très-apparentes, et en même temps que les hystériques éprouvent cette vive constriction à la gorge dont nous avons parlé, il n'est pas rare de voir survenir des vomissements de sang dont la cause demeure inconnue, mais qu'il est raisonnable d'attribuer à la rupture de quelque petit vaisseau pendant les efforts convulsifs. Chez quelques individus il y a perte complète de connaissance; mais en général les malades conservent la faculté de percevoir ce qui se passe autour d'elles, et rendent compte, après l'accès, de toutes les actions des personnes qui les entouraient. Circonstance importante qu'on ne doit jamais oublier.

La durée des attaques est variable; un quart d'heure, une demi-heure, quelquefois plusieurs heures; on a même cité des femmes chez qui elles s'étaient prolongées pendant plusieurs jours. Mais les symptômes sont loin de conserver la même intensité; quelquefois les mouvements convulsifs cessent complétement, il y a un moment de repos, pendant lequel la malade pousse des soupirs, de légers cris plaintifs entrecoupés de sanglots, mais sans prononcer un mot. Peu de minutes après, les mouvements recommencent en diminuant d'intensité jusqu'à la fin de l'accès que les malades savent bien distinguer, car elles préviennent les personnes qui les entourent en les priant de leur rendre la liberté, et dans ce cas il est rare qu'elles se trompent. Quant à la fréquence des accès, elle est essentiellement variable. On a cité des attaques qui ont duré, chez une malade pendant huit jours, chez une autre quarante-cinq. Elles se composaient d'une foule de petits accès séparés l'un de l'autre par de très-courts intervalles (une demi-heure à une heure). La terminaison a lieu quelquefois par un état syncopal qui pourrait amener de fâcheuses méprises en faisant croire à la mort de la malade. La respiration et la circulation semblent complétement arrêtées, les téguments pâlissent, la chaleur disparaît, et le corps reste inerte et glacé comme un cadavre. Il serait prudent, en pareille circonstance, de ne procéder à l'ensevelissement du corps que lorsqu'il se manifeste un commencement de putréfaction, signe irrécusable de la mort. Une observation très-curieuse, et peut-être unique dans la science, a été rapportée par M. Chauffard (*Transact. méd.*, t. 2 ; nov. 1830). Une jeune fille de vingt et un ans, après de violents accès d'hystérie qui se prolongeaient pendant vingt-quatre ou trente-six heures, entrait dans une sorte d'extase cataleptique, et une sueur de sang se manifestait sur les pommettes et à l'épigastre ; le sang s'échappait par gouttes ténues et tachait le linge. Tout le système cutané était injecté dans la partie qui était le siége de l'écoulement de sang, et la peau y était d'un rose vif et couverte d'arborisations vasculaires. Ces accidents durèrent trois mois.

Dans l'intervalle des accès, et quand ils n'ont pas été très-nombreux, l'hystérique semble jouir d'une parfaite santé ; le contraire a lieu quand l'affection dure depuis longtemps. C'est alors que les femmes ont cette versatilité de caractère qui les rend si curieuses à observer pour le médecin, mais si à charge aux personnes qui les entourent. La sensibilité chez elles est portée à son dernier période. Voici les principaux symptômes qu'elles éprouvent : « migraine, douleurs névralgiques, comme des traînées de feu en différents points de la tête, de la face, et souvent des membres ; mêmes douleurs à la région de l'estomac, qui jouit d'une sensibilité extraordinaire, à tel point que les malades ne peuvent endurer la pression du vêtement le plus léger ; vives douleurs au larynx, accompagnées ou non de l'altération de la voix. Les sens acquièrent une finesse extrême, et dont on ne peut avoir l'idée quand on n'a pas observé des hystériques. Elles entendent les sons les plus lointains et qui échappent aux oreilles les plus délicates ; leur odorat est frappé des odeurs les plus faibles ; l'œil ne peut supporter la lumière ; le tact est si développé que les objets les plus déliés font impression sur le réseau nerveux et papillaire qui s'étale à la surface du derme » (*Compendium*). C'est à cette classe de femmes qu'appartiennent les soi-disant somnambules qui se prêtent si bien au charlatanisme.

Les viscères eux-mêmes participent à cet état d'excitation. Les malades éprouvent de vives douleurs, tantôt dans la région du cœur, douleurs qui feraient croire, par les palpitations dont elles s'accompagnent, à une affection organique ; tantôt dans la région de l'estomac ou du ventre ; tantôt affectant la région dorsale, comme dans les maladies des reins, la carie des vertèbres, etc. Les maux d'estomac sont très-communs chez les hystériques, il y a même souvent des vomissements opiniâtres ; on voit quelquefois le ventre développé comme dans une grossesse à terme ; quelquefois il s'affaisse et les gaz disparaissent sans qu'ils soient expulsés par la bouche ou par l'anus. On observe des éructations continuelles, des suffocations ; enfin il y a une modification de l'urine, qui, par une cause inconnue, devient claire comme de l'eau de roche.

L'excitation se propage aux organes des sens : les hystériques ont souvent des hallucinations ; elles voient les objets de couleur différente, se plaignent d'être poursuivies par des visions bizarres, ce que quelques-unes appellent des *fantasmagories*. Elles croient entendre des bruits de diverse nature, des sifflements, des sons étranges, surnaturels. L'odorat éprouve une telle perversion qu'elles se plaisent souvent à respirer les odeurs les plus fortes et les plus mauvaises. Le goût lui-même participe à cet état anormal, et les malades offrent les plus inconcevables caprices. Sans parler de celles qui recherchent la craie, le charbon, etc., nous citerons, d'après M. le professeur Andral, l'histoire d'une jeune hystérique qui aimait à manger des thèses. Cet auteur ne dit pas si c'était des thèses de médecine. Enfin nous devons noter une sensibilité extrême de la peau : nous avons connu des femmes chez qui le plus léger contact déterminait des mouvements spasmodiques, et une pression modérée occasionnait une éruption vésiculeuse ; d'autres, par une étrange particularité, accusaient une grande chaleur lorsque le corps était à la température ordinaire, parfois même au-dessous, et *vice versâ* pour le froid. Mais, comme cela arrive dans toutes les circonstances, la sensibilité s'épuise par son excès même, et c'est alors que surviennent quelquefois ces paralysies générales avec insensibilité ; mais ces cas sont assez rares ; le plus souvent ce sont des paralysies locales, qui durent quelquefois plusieurs heures, d'autres fois bien longtemps. Chez une femme, le membre inférieur gauche, entièrement paralysé après une attaque, ne recouvra la sensibilité et le mouvement qu'au bout de quatre mois. Une autre personne affectée d'hystérie fut, pendant une année, prise de paralysie après chaque attaque ; chaque fois la paralysie changeait de place et durait jusqu'à l'attaque suivante : ainsi l'on vit successivement les bras, les jambes, la langue, les yeux, etc., perdre et retrouver leurs facultés contractiles ou sensitives. La contracture d'un muscle a lieu aussi très-souvent et amène des déformations passagères. On voit souvent celles du cou (torticolis hystérique) de l'avant-bras, de la paupière, etc. ; elles ont cela de remarquable, comme la paralysie générale, qu'elles se dissipent subitement et non par degrés.

Ce n'est là qu'un faible aperçu des symptômes de l'hystérie, symptômes tellement variables qu'il est presque impossible de les décrire. « Quiconque, dit le professeur Trousseau, a jeté sur l'hystérie un coup-d'œil véritablement médical, a dû y voir une maladie mère qui empreint de son cachet et de sa nature toute la série d'affections nerveuses, qui s'étend depuis la *vapeur* la plus fugace jusqu'à l'accès effroyable qui avait mérité des anciens la dénomination si profondément vraie de *passion hystérique*. Cette série est composée d'accidents protéiformes, de manières d'être pathologiques propres à la femme. Ce sont ces maladies vaguement indiquées sous le nom de *spasmes*, de *vapeurs*, de *maux de nerfs*. Chez l'une ce sont des étouffements, des palpitations, un sentiment de strangulation, un serrement des tempes, etc., etc. ; chez l'autre des battements, divers bruits dans la tête, un enchifrènement passager, des frissons partiels, des bouffées de chaleur au visage, etc. Celle-ci se plaint d'impatiences bizarres, de *crispations*, d'*agacements* qui l'obligent à des mouvements involontaires, à une jactitation avec bâillements, pandiculations, hoquets trop souvent préludes d'accidents plus violents ; celle-là accuse de la difficulté à avaler, des gargouillements dans le ventre, des flatuosités, des brûlements d'entrailles, un gonflement du ventre se développant tout-à-coup et disparaissant de même, des anxiétés précordiales, des frayeurs paniques, de vaines susceptibilités. Quelques-unes résument ce tableau changeant en deux mots qui, aux yeux du praticien, en peignent d'une manière assez forte toutes les fluctuations : *J'ai mal aux nerfs, mes nerfs sont en mouvement.* » Nous avons transcrit en entier ce passage, parce que nous avons été à même d'en vérifier tous les jours la parfaite exactitude, et nous adoptons pleinement l'opinion qu'il exprime. Pour nous, ces divers phénomènes seraient le premier degré de l'hystérie, dont les effrayants symptômes décrits plus haut formeraient le deuxième degré.

L'hystérie est assez souvent compliquée d'épilepsie : tantôt les symptômes des deux affections sont réunis, tantôt ils sont séparés. Dans ce dernier cas, il est facile de reconnaître ce qui appartient à l'une et à l'autre maladie ; mais dans le premier, la difficulté est quelquefois extrême. L'hystérie n'offre rien de fixe dans sa durée ;

quelquefois disparaissant après quelques accès, le plus souvent elle se prolonge fort longtemps, plusieurs années, une partie de la vie. Les limites de sa durée sont ordinairement les deux époques critiques chez la femme. Quant à sa marche, les accès ont lieu, chez ces personnes si irritables, pour la plus légère contrariété, pour la moindre impression morale subite. La grossesse les éloigne, au dire de quelques auteurs, dont les observations sont assez peu concluantes. Il y a, d'ailleurs, des preuves du contraire. Ce qui est bien plus positif, c'est qu'on les a vus totalement suspendus pendant le cours de quelques maladies aiguës. Le retour à la santé est probable ; il est extrêmement rare qu'elle occasionne la mort. On a quelquefois observé cependant cette terminaison funeste ; mais dans ce cas elle était le résultat d'une congestion cérébrale amenée par la violence des convulsions. Nous avons déjà noté la terminaison par la catalepsie ; quand la maladie existe depuis longtemps, elle peut laisser à sa suite la démence, l'imbécillité, etc. Enfin elle peut, en disparaissant, amener l'épilepsie.

On peut admettre des causes propres à l'individu et des causes étrangères. Pour les premières citons l'hérédité, une constitution nerveuse, l'âge, le sexe. Si on interroge les malades, il sera facile de se convaincre que la plupart appartiennent à des familles dans lesquelles on trouve des épileptiques, hystériques, etc., et qu'elles-mêmes, dès leur enfance, ont montré cette bizarrerie de caractère qui est le type de la prédisposition à l'hystérie, et qui certes alors ne pouvait être que congénitale. Les constitutions nerveuses prédisposent d'une manière si essentielle à l'affection qui nous occupe, que nous ne nous y arrêterons pas. L'âge doit être rangé au nombre des causes : ainsi que nous l'avons dit, on a noté comme les limites extrêmes de cette affection les deux âges critiques de la femme. Il est facile de comprendre, en effet, qu'à cette période d'excitation où la jeune fille, assaillie par mille sensations diverses, sous l'impression vague des passions naissantes, voit se dérouler à ses yeux l'horizon d'une vie toute nouvelle, on conçoit, dis-je, que le système nerveux, déjà prédisposé chez certains sujets, épuise dans des phénomènes morbides l'excès de stimulation qu'il vient de recevoir ; de même, lorsque les passions ont dit leur dernier mot, lorsque la nature, marquant un point d'arrêt, semble annoncer à la femme que sa destinée est accomplie, il y a dans le système nerveux une réaction en sens inverse, et si quelques auteurs ont cité des hystériques qui avaient passé l'âge critique, il est permis de croire que ces cas exceptionnels étaient dus à quelque lésion organique de l'utérus. Il est encore d'autres causes importantes : les affections morales, les habitudes, l'alimentation, le climat, etc. D'après tous les auteurs, les *affections morales* occupent le premier rang, et parmi celles-ci, la frayeur, les chagrins, les contrariétés d'amour en particulier. Viennent ensuite toutes les causes d'excitation du système nerveux, les émotions tendres, la musique passionnée, la lecture de certains ouvrages qui dégradent le siècle où nous vivons ; la représentation de ces soi-disant drames qui font d'autant plus de mal à des femmes nerveuses que le jeu des acteurs ajoute encore à l'expression des sentiments les plus faux et les plus outrés en style passionné et brûlant ; les bals surtout, où les danses les plus étranges, les poses les plus voluptueuses, semblent avoir été imaginées pour achever de briser dans un délire hystérique la frêle existence des malheureuses femmes qui s'y abandonnent avec passion. Quelle excitation, en effet, que ce contact répété avec un homme, et souvent un homme aimé ! Collée sur sa poitrine, sentant battre son cœur, respirant son haleine, enivrée par ses hommages, et souvent, à la faveur du tumulte, par ses caresses, la femme impressionnable pourrait-elle résister aux flots impétueux des passions qui débordent son âme ? — Les *habitudes*. D'après ce que nous venons de dire, il est facile de comprendre que les femmes qui habitent les villes, au milieu des jouissances de toutes sortes, des plaisirs variés que le luxe et la mollesse jettent partout sur leurs pas ; ces femmes, dis-je, doivent être incomparablement plus disposées à l'hystérie que les paysannes qui, dans leur vie active et bien remplie, n'ont d'autre souci que le gouvernement de leur ferme, d'autres plaisirs que les rudes travaux des champs. Plus on s'éloigne des villes, moins on observe cette affection, et nous pouvons assurer que dans certaines contrées peu civilisées, elle est presque inconnue, pour ne pas dire complètement. — La continence, dit un auteur, se rencontre neuf fois comme cause sur dix hystériques : sans nier qu'elle puisse avoir de l'influence, nous ne croyons pas qu'elle ait autant d'importance. La masturbation et l'excès des plaisirs vénériens peuvent réclamer une bonne part dans la production de l'hystérie. — L'*alimentation*. Aux causes d'excitation que nous énumérions il n'y a qu'un instant, ajoutons le régime alimentaire des habitants des villes, composé ordinairement de substances toniques et essentiellement réparatrices, de boissons alcooliques et excitantes : vin, café, thé, liqueurs, etc., tandis que les femmes de la campagne se nourrissent presque exclusivement de végétaux, et ont pour boisson du lait, de l'eau ou quelques liquides de diverse nature, dans lesquels l'eau entre pour la plus grande partie. — *Climats.* On a noté l'influence des climats chauds sur le développement de l'hystérie ; de même pour les saisons. Cela est vrai pour les habitants des campagnes ; mais les femmes des villes, dans les pays du Nord, garanties des rigueurs de la température par des fourrures de toute espèce, renfermées dans des appartements toujours bien chauffés, n'y sont pas moins exposées. En Russie, il y a un grand nombre d'hystériques, sans doute en raison des causes précitées. — Enfin on a admis comme cause l'imitation. Il n'est pas rare en effet de voir l'hystérie provoquée par le spectacle d'une attaque chez une autre personne ; mais il faut convenir qu'on ne peut guère expliquer cette circonstance, à moins d'admettre une forte prédisposition. On sait que dans les salles des hôpitaux qui renferment plusieurs malades de cette espèce, quand une d'entre elles est prise d'un accès, il est très-rare que les autres en soient exemptes. Cela s'observe encore plus chez les épileptiques.

A en juger par la violence des crises qui semblent devoir anéantir presque instantanément la plupart des hystériques, le pronostic serait des plus graves. Il n'en est rien cependant lorsque la maladie est prise à son début ; mais si elle sévit depuis longtemps chez un sujet de plus en plus affaibli, si surtout, comme cela arrive souvent, elle amène à sa suite quelques complications, telles que la phthisie pulmonaire, qu'on voit assez souvent, la manie, la nymphomanie, l'épilepsie surtout, la position de la malade change de face, et le pronostic devient très-grave.

Occupons-nous d'abord de ce qu'on peut appeler le traitement *préventif* ou *hygiénique*. La principale condition à remplir, c'est d'éloigner toutes les causes qui pourraient amener la maladie ; ainsi le médecin proscrira sévèrement les bals, les spectacles, les concerts, tous les lieux de réunion où les sens sont violemment excités, où les lois de l'étiquette, cette lourde chaîne de la civilisation, écrasent sous leur poids les faibles et trop malheureuses femmes, pauvres esclaves qui respirent à peine sous le joug de fer de ce capricieux tyran qu'on appelle la *mode;* la lecture des romans et de tous les livres qui parlent aux sens ; les prières, les méditations trop prolongées seront aussi défendues; en un mot, on éloignera toutes les causes qui peuvent exciter l'innervation cérébrale. On cherchera à distraire l'esprit par des exercices poussés jusqu'à une légère fatigue, tels que l'équitation, la gymnastique, les promenades journalières, ayant soin d'éviter l'exposition au soleil ; enfin, on doit défendre la solitude et l'oisiveté; puis, ne permettre le coucher que lorsque le sommeil est imminent, et ordonner le lever aussitôt après le réveil, afin d'empêcher les rêves de l'imagination et prévenir l'habitude de la masturbation, malheureusement trop fréquente chez les jeunes sujets. Une nourriture assez substantielle, mais de facile digestion, point de viande salée, de charcuterie; etc. ; proscription absolue de boissons excitantes, du café, du thé, etc. ; on ordonnera des bains tièdes en hiver, froids en été. Si les malades sont dans un état d'exaltation nerveuse extrême, on emploiera avec avantage le petit-lait, les bouillons de veau, les eaux minérales acidules, les lavements rafraîchissants, les bains tièdes et froids, les viandes froides, les fécules, etc. Les auteurs qui regardent la continence comme la cause de l'hystérie conseillent le mariage. Mais ici on fait de sérieuses et, nous pouvons le dire, de justes objections. Porter, en effet, une excitation répétée sur un organe qui n'est déjà que trop excité, nous semble une prescription difficile à adopter sans examen. « Ce n'est que dans quelques cas d'une inclination contrariée, et lorsque la maladie était encore récente, que le mariage a pu être utile, et alors c'est le besoin du cœur qui est satisfait plutôt que celui des sens. Le médecin ne doit conseiller ce moyen qu'avec une réserve extrême » (Georget). Nous adoptons cette opinion pour la plupart des cas; mais nous croyons que certaines femmes fortes et pléthoriques pourraient trouver une diversion favorable dans le nouvel état que leur procurerait le mariage. Il faudrait pour cela faire la part des dispositions et du tempérament.

Lorsque l'accès est annoncé par des symptômes, on peut quelquefois l'empêcher en cherchant à distraire les malades, en leur faisant faire un léger exercice, en les exposant à un air frais et doux. On a conseillé depuis longtemps de leur faire respirer des odeurs fortes et pénétrantes, l'éther, le musc, l'ammoniaque et ses composés, l'eau de Cologne, etc. ; quelquefois des odeurs fétides :

l'asa-fœtida, la vapeur de cornes, de plumes brûlées, etc. Une cuillerée d'eau froide dans laquelle on avait mis quelques gouttes d'ammoniaque fit cesser l'accès à l'instant chez une fille qui éprouvait de violentes attaques d'hystérie épileptiforme auxquelles succédait parfois une catalepsie complète; pour faire cesser les accès suivants, il suffisait de présenter sous le nez le bouchon du flacon. Les lavements froids et dans lesquels on a fait entrer quelques-unes des substances antispasmodiques, peuvent être employés avec succès. Les bains prolongés pendant cinq ou six heures par jour, les aspersions d'eau froide sur la tête qu'on tient élevée, pendant que les pieds sont enveloppés de linges chauds, produisent de très-bons effets.

Lorsque l'attaque survient, il faut, si cela est possible, coucher les malades sur un matelas à terre, après avoir eu le soin d'enlever les vêtements qui pourraient les gêner; en un mot, on les met à l'abri de tous les dangers que leur fait courir la violence des convulsions. Il faut au moins quatre ou cinq personnes pour contenir des malades qui, faibles et chétives dans l'intervalle, font preuve, pendant l'accès, d'une force vraiment extraordinaire. L'un des assistants, une main appliquée sur l'épaule de la malade, de l'autre tient le poignet; un autre retient la cuisse et le bassin d'un côté, tandis que deux autres font les mêmes manœuvres du côté opposé; enfin, un autre s'occupe de retenir la tête. On ne doit pas s'opposer forcément au mouvement des membres, mais les suivre et les régler en quelque sorte, de manière à empêcher les malades de se déchirer. Celui qui est chargé de retenir la tête doit veiller surtout à ce que la langue ne soit pas coupée par les mouvements des mâchoires, comme cela arrive quelquefois. On conseille alors d'appliquer une main sous le menton et l'autre sur le sinciput, afin d'empêcher la bouche de s'ouvrir. Mais le plus souvent on n'a pas à sa disposition un nombre d'aides suffisant pour exécuter toutes les manœuvres dont nous venons de parler; on est forcé alors d'y suppléer par l'emploi de la camisole de force. Si la violence des accès amenait une congestion vers le cerveau, il faudrait sans hésiter pratiquer une saignée.

Les médicaments antispasmodiques doivent être employés ici avec la plus grande confiance, car il nous a été donné bien souvent de vérifier la justesse des paroles suivantes du professeur Trousseau : « On voit souvent des femmes jetées dans le plus grand désordre nerveux par quelques accidents hystériques , éprouver des palpitations considérables , un grand étouffement , etc., être rendues à un calme subit et profond par une cuillerée de sirop d'éther. La valériane réussit merveilleusement à calmer ces nombreux phénomènes, et , chose étonnante , y réussit d'autant mieux qu'ils s'éloignent davantage par leur forme et leur intensité du véritable accès d'hystérie. Quant à ceux-ci, la valériane peut en éloigner les retours, en diminuer la violence ; mais, nous le répétons, elle les modifie d'autant plus avantageusement qu'ils sont plus incomplets et plus bizarres. Le musc, le castoréum, l'asa-fœtida, le galbanum, le succin, la gomme ammoniaque , le tilleul , la matricaire , la camomille , le safran , la menthe, la mélisse, les feuilles d'oranger, l'eau distillée de laurier-cerise, le carbonate d'ammoniaque, le sous-nitrate de bismuth , etc., sont fréquemment employés. L'estomac, quelquefois , supporte difficilement, surtout pendant longtemps , quelques-uns de ces médicaments ; dans ce cas, on en suspend l'emploi de temps en temps. D'autres ont une odeur ou trop forte ou trop repoussante ; ceux-là on les donne en lavements. Les narcotiques ont été employés avec succès, et pardessus tout, la poudre de belladone, administrée ainsi : Le premier jour 5 centigr. ; quelques jours après 10 centigr.; plus tard 15 , etc. , jusqu'à 60 centigr. ; on peut même aller jusqu'à 1 gr. 20. Quand il y a des effets toxiques , on adoucit la dose; on peut suspendre pendant quelques jours pour reprendre ensuite.

NYMPHOMANIE.

La nymphomanie, appelée aussi *fureur utérine* , est une de ces maladies que nous voudrions pouvoir passer sous silence, la renfermant dans le huis-clos de la médecine. Mais si l'un des premiers devoirs de notre profession est de sauvegarder la morale, nous n'oublierons pas que le principal, celui qui constitue notre mission en ce monde, c'est de guérir les maladies quels que soient leurs causes et leurs effets. Nous aborderons donc ce sujet avec retenue, mais avec franchise : nos expressions seront aussi réservées, nos descriptions aussi courtes que possible, et, notre devoir consciencieusement rempli, si quelqu'un osait nous comparer à ces romanciers dont les fantaisies érotiques exaltent l'imagination en détruisant le cœur, nous nous contenterions, pour anéantir une pareille assimilation, de le convier à notre étude journalière de la nature et de la faiblesse humaine.

La nymphomanie consiste dans un désir immodéré du rapprochement sexuel, débutant ordinairement quelques jours avant, pendant ou après les règles; la femme peut encore le cacher; mais lorsque la maladie a fait des progrès, il lui est impossible de se contenir. « La femme, dit un auteur contemporain, Louyer-Villermay, se livre sans réserve à toute l'impétuosité de ses sens; elle ne se plaît que dans les idées les plus lascives, les entretiens les plus voluptueux, les lectures les plus obscènes; à la vue d'un homme, tout son être s'agite, sa sensibilité s'exalte, sa physionomie s'anime, ses yeux étincellent, sa poitrine est agitée, sa respiration précipitée et tumultueuse; souvent il se manifeste des palpitations violentes, une accélération et un trouble général de la circulation; le trouble va croissant, et tout homme que la nymphomane rencontre devient l'objet de son ardeur : elle l'appelle, elle le provoque; s'il hésite, elle emploie la ruse et l'adresse pour le séduire. Ses prières, ses caresses sont-elles impuissantes, elle a recours aux menaces, à la violence : elle se livre avec fureur à la masturbation, publiquement, devant tout le monde; rien ne peut assouvir ses désirs; elle peut être fatiguée, épuisée, mais non rassasiée. » Dans une thèse sur l'hystérie que nous avons soutenue devant les professeurs de la Faculté de Paris, nous rapportions l'observation d'une jeune brodeuse, hystérique par excellence, qui, bien qu'elle eût plusieurs amants, était prise subitement, à certaines époques fréquentes et indéterminées, de désirs irrésistibles de rapprochements sexuels. Rien ne lui coûtait alors pour les satisfaire; foulant aux pieds toutes les considérations, elle courait dans les rues, cherchant par ses agaceries à entraîner un homme à sa suite, et si personne ne répondait promptement à ses avances, elle tombait à l'instant, dans la rue même, en proie à une violente attaque d'hystérie qui terminait la crise. Enfin la maladie faisant de nouveaux progrès, en l'absence des hommes, elle s'adressait aux femmes, à tel point que toutes les jeunes personnes désertaient l'atelier de broderie où elle travaillait. Cette malheureuse en vint au point de se livrer même aux animaux. Elle fut bientôt chassée de la maison, et nous n'avons pas pu savoir ce qu'elle était devenue.

Cette triste maladie s'accompagne ordinairement d'accidents généraux et locaux plus ou moins graves; elle se termine souvent par la folie et quelquefois, mais rarement, par la mort. Le siége de cette affection n'est pas bien déterminé : quelques auteurs ont cru pouvoir l'attribuer à une modification du cerveau; sans doute le cerveau et le système nerveux sont influencés et réagissent de manière à causer tous les troubles dont nous avons parlé, mais nous croyons que les parties génitales sont toujours le point de départ. Il ne faudrait pourtant point regarder comme nymphomanes toutes les femmes qui ont un penchant très-prononcé pour les plaisirs de l'amour, car ce besoin peut être très-impérieux sans constituer pour cela une maladie, « Le veuvage qui prive les femmes de ces plaisirs, la réclusion qui empêche les filles publiques, dont les organes ne sont pas usés, de s'y livrer, peuvent occasionner la fureur utérine: elle se développe quelquefois chez les personnes mariées à des hommes peu disposés au rapprochement sexuel; les climats chauds où les passions sont plus vives, certaines affections chroniques du cerveau, les lectures lascives, les peintures licencieuses, les entretiens romanesques, le commerce avec les femmes débauchées, les bals, les spectacles, la musique, les liquides spiritueux, les aromates très-forts, la solitude, l'abus des plaisirs vénériens, les dartres, l'irritation du clitoris, les maladies de la matrice, les purgatifs violents, les hémorrhoïdes, les cantharides, une passion malheureuse, l'âge de la puberté et l'époque de la cessation des règles déterminent quelquefois les fureurs utérines » (Lisfranc). Les femmes de petite taille qui ont la peau brune et le teint coloré, et chez lesquelles la menstruation a eu lieu de bonne heure paraissent être plus disposées que les autres à la nymphomanie.

Nous avons dit plus haut que quelques auteurs avaient considéré la nymphomanie comme le résultat d'une maladie du cerveau : ceci mérite quelques explications. La variété de folie que nous avons fait connaître ailleurs sous le nom de *monomanie*, renferme elle-même un assez grand nombre de variétés, dont l'une porte la désignation d'*érotomanie*. Elle consiste dans un amour excessif pour un être souvent imaginaire, amour toujours chaste, malgré l'excès de sa violence ou de ses prétentions « L'érotomaniaque, dit Esquirol, ne désire, ne songe pas même aux faveurs qu'il pourrait prétendre de l'objet de sa folle tendresse ; quelquefois même son amour a pour objet des êtres inanimés. Alkidias, de Rhodes, est pris de délire érotique pour la statue de Cupidon, de Praxitèle. » Nous avons connu un jeune étudiant en droit qui s'était épris d'une passion pareille pour la statue de Velléda placée depuis peu dans le jardin du Luxembourg. Ce pauvre garçon passait des journées entières devant l'objet de son amour, et le soir, quand l'heure de la retraite sonnait, les gardiens avaient la plus grande peine à l'arracher aux charmes qu'il trouvait dans la contemplation de sa bien-aimée, dans ses douces paroles, car il s'imaginait entendre sa voix. On fut même obligé d'employer la force, un jour qu'il résistait opiniâtrement, en disant que sa belle lui avait ordonné de rester auprès d'elle pour la protéger. Ses parents, qui habitaient la province, s'empressèrent de l'emmener dans son pays natal, où il ne tarda pas à recouvrer la raison. L'érotomanie est une maladie qui peut arriver à tout âge ; on l'a vue survenir chez des hommes et des femmes qui avaient dépassé quatrevingts ans, quoique naturellement elle soit plus fréquente dans l'âge des passions. Les caractères que nous venons de lui assigner serviront toujours à la faire distinguer de la nymphomanie ; car, tandis que l'érotomane, victime de son imagination en délire, s'enfonce de plus en plus dans ses illusions romanesques, pour demander uniquement à l'amour tout ce qu'il a de poétique, la nymphomane, au contraire, recherche tout ce qu'il y a de matériel, et ses désirs sans cesse renaissants sont toujours insatiables. Chez l'un, la maladie a pour point de départ le siége de l'intelligence, le cerveau ; chez l'autre, elle provient d'une affection des organes génitaux, qui détermine à la longue une vive excitation, et réagit par suite sur les facultés intellectuelles. Cette dernière maladie est due très-souvent à des causes physiques et réclame un traitement actif, tandis que la seconde cède dans tous les cas à un traitement moral. Il importe donc beaucoup de les distinguer, et nous venons de voir que rien n'est plus facile. Il faut beaucoup d'adresse et d'intelligence pour obtenir la guérison de l'érotomanie, et comme dans toutes les variétés de monomanie, il faut employer mille moyens divers selon les circonstances. Mais ce n'est point ici le lieu de s'occuper d'un traitement qui a trouvé sa place ailleurs, à l'occasion des maladies du cerveau (1).

(1) Voir le *Médecin de la Famille,* ouvrage contenant la description claire et

Nous avons énuméré les causes de la nymphomanie ; il importe, pour bien diriger le traitement, de reconnaître celle qui a pu l'occasionner afin de soustraire la malade à son influence. Cette indication satisfaite, nous dirons qu'on doit avoir recours aux voyages, aux exercices modérés, aux occupations soutenues, celles surtout qui peuvent détourner la malade de sa passion. Son régime doit être très-modéré, les boissons plutôt froides que chaudes ; des tisanes rafraîchissantes, édulcorées avec le sirop d'orgeat, le petit-lait, le bouillon de poulet ou de veau. Les bains tièdes prolongés pendant lesquels on fait des affusions froides sur la tête, des lavements entiers presque froids ou des quarts de lavement auxquels on ajoute quinze centigrammes de camphre dissous dans un jaune d'œuf sont administrés avec avantage. Nous avons employé avec succès les pilules de ciguë contenant chacune cinq centigrammes de cette plante réduite en poudre ; la malade en prenait d'abord une et elle arrivait graduellement à cinq ou six. On a proposé, pour diminuer la violence des désirs vénériens, l'emploi du tartre stibié à petites doses (5 ou 10 centigrammes dans un litre d'eau, pris par verrées toutes les heures), afin de produire des nausées presque continuelles sans amener de vomissement. Plusieurs confrères qui ont eu recours à ce moyen s'en sont bien trouvés, et on conçoit très-bien que l'affaiblissement musculaire, que l'abattement produit par ces secousses répétées, finisse par rétablir le désordre des sens, en faisant succéder le calme à l'agitation.

Nous n'insisterons pas davantage quant au traitement de cette affection, et nous répéterons en terminant qu'on n'arrivera jamais à un excellent résultat si on ne s'attache d'abord à l'étude de la cause première. Celle-ci étant bien reconnue, le mode de traitement se présente de lui-même.

précise de toutes les maladies, les moyens de les prévenir, leurs causes, leurs symptômes, leur traitement à l'aide des médications les plus simples et les plus faciles, par le docteur H. CROSILHES, ouvrage indispensable à toutes les familles, orné de quarante planches gravées sur acier et coloriées avec soin. Paris, chez MOQUET, libraire, cour de Rohan, 3, passage du Commerce, et chez l'AUTEUR, rue Saint-Nicolas-d'Antin, 9.

TABLE DES MATIÈRES.

	PAGES.
Hygiène des femmes.	1
Maladies du sein.	17
Maladies des organes génitaux.	24
Leucorrhée, ou flueurs blanches..	26
Des règles et de leurs troubles.	30
De l'utérus (matrice) et de ses lésions.	37
Des accidents de la grossesse.	46
Chlorose (pâles couleurs)..	58
Hystérie (attaques de nerfs).	62
Nymphomanie.	74

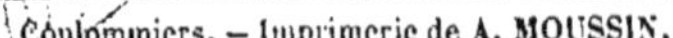

Coulommiers. — Imprimerie de A. MOUSSIN.